Arianna Quattrin

Effetti della riabilitazione del cammino nel soggetto con S.M.

Arianna Quattrin

Effetti della riabilitazione del cammino nel soggetto con S.M.

confronto tra trattamento riabilitativo tradizionale e training con Wii®

Edizioni Accademiche Italiane

Impressum / Stampa

Bibliografische Information der Deutschen Nationalbibliothek: Die Deutsche Nationalbibliothek verzeichnet diese Publikation in der Deutschen Nationalbibliografie; detaillierte bibliografische Daten sind im Internet über http://dnb.d-nb.de abrufbar.

Alle in diesem Buch genannten Marken und Produktnamen unterliegen warenzeichen-, marken- oder patentrechtlichem Schutz bzw. sind Warenzeichen oder eingetragene Warenzeichen der jeweiligen Inhaber. Die Wiedergabe von Marken, Produktnamen, Gebrauchsnamen, Handelsnamen, Warenbezeichnungen u.s.w. in diesem Werk berechtigt auch ohne besondere Kennzeichnung nicht zu der Annahme, dass solche Namen im Sinne der Warenzeichen- und Markenschutzgesetzgebung als frei zu betrachten wären und daher von jedermann benutzt werden dürften.

Informazione bibliografica pubblicata da Deutsche Nationalbibliothek (Biblioteca Nazionale Tedesca): la Deutsche Nationalbibliothek novera questa pubblicazione su Deutsche Nationalbibliografie. Dati bibliografici più dettagliati sono disponibili in internet al sito web http://dnb.d-nb.de.

Tutti i nomi di marchi e di prodotti riportati in questo libro sono protetti dalla normativa sul diritto d'Autore e dalla normativa a tutela dei marchi. Questi appartengono esclusivamente ai legittimi proprietari. L'uso di nomi di marchi, di nomi di prodotti, di nomi famosi, di nomi commerciali, di descrizioni dei prodotti, ecc. anche se trovati senza un particolare contrassegno in queste pubblicazioni, sono considerati violazione del diritto d'autore e pertanto non possono essere utilizzati da chiunque.

Coverbild / Immagine di copertina: www.ingimage.com

Verlag / Editore:
Edizioni Accademiche Italiane
ist ein Imprint der / è un marchio di
OmniScriptum GmbH & Co. KG
Heinrich-Böcking-Str. 6-8, 66121 Saarbrücken, Deutschland / Germania
Email / Posta Elettronica: info@edizioni-ai.com

Herstellung: siehe letzte Seite /
Pubblicato: vedi ultima pagina
ISBN: 978-3-639-65761-6

Copyright © 2014 OmniScriptum GmbH & Co. KG
Alle Rechte vorbehalten. / Tutti i diritti riservati. Saarbrücken 2014

ABSTRACT

PRESUPPOSTI TEORICI
I benefici derivanti dall'utilizzo della realtà virtuale per la riabilitazione dei soggetti con Sclerosi Multipla hanno fin ora scarsa evidenza scientifica.

OBIETTIVI
L'obiettivo è valutare eventuali miglioramenti nell'equilibrio e nel cammino del soggetto con Sclerosi Multipla a seguito di un trattamento con Wii® Balance Board rispetto ad un trattamento fisioterapico tradizionale.

MATERIALI E METODI
Uno studio caso-controllo che coinvolge 18 pazienti suddivisi secondo randomizzazione casuale. Entrambi i gruppi hanno effettuato 12 sedute a frequenza bisettimanale; il gruppo di studio con l'ausilio dei "giochi di equilibrio" del software Wii® : il gruppo di controllo secondo trattamento fisioterapico per disturbi di equilibrio tradizionale. Gli outcome erano TWT, TUG, Four Square Step Test, Newberg scale, VAS, MSQOL-54 e un percorso.

RISULTATI
Tutti i pazienti hanno portato a termine il ciclo riabilitativo. Dopo la terapia, sia il gruppo dei casi sia dei controlli hanno riportato miglioramenti statisticamente significativi per i maggiori outcome di equilibrio ad esclusione del TWT. Gli outcome rappresentati dalla VAS, MSQOL-54 e dal percorso hanno rivelato una discrepanza con punteggi notevolmente migliori nel gruppo di controllo.

CONCLUSIONI
Un programma di rieducazione dell'equilibrio con Wii® offre miglioramenti in termini di equilibrio negli outcome TUG, Four Square Step Test, Newberg scale, MSQOL-54 e del percorso con p-value<0.05. In paragone ad un trattamento tradizionale, i miglioramenti ottenuti dal protocollo Wii® proposto nello studio sono difficilmente estendibili a criteri di stabilità dinamica, funzione di cammino e percezione soggettiva della qualità di vita del soggetto. Dai dati emersi si può ipotizzare che l'integrazione dei due trattamenti e l'utilizzo a domicilio della Wii® Balance Board potrebbe essere la corretta strategia riabilitativa.

PAROLE CHIAVE
Sclerosi Multipla; Wii® ; disturbi di equilibrio

INDICE

INTRODUZIONE p. 3

CAPITOLO I
GENERALITÀ SULLA SCLEROSI MULTIPLA

    1.1 Epidemiologia, diagnosi e decorso   p. 5
    1.2 Eziopatogenesi   p. 6
    1.3 Neuropatologia   p. 7
    1.4 I sintomi maggiori   p. 8
    1.5 Terapia e riabilitazione   p. 10
    1.6 Prognosi e aspettativa di vita   p. 11

CAPITOLO II
LE BASI FISIOLOGICHE DELL'EQUILIBRIO E LA SUA ALTERAZIONE NEL SOGGETTO CON SM   p. 12

    2.1.1 Le alterazioni dell'equilibrio nel soggetto con SM   p. 16
    2.1.2 La riabilitazione   p. 18

CAPITOLO III
LA WII® BALANCE BOARD   p. 20

    3.1 Validità terapeutica dello strumento   p. 21

CAPITOLO IV

STUDIO DEGLI EFFETTI DELLA RIABILITAZIONE CON WII® NEL CAMMINO DEL SOGGETTO CON SM

4.1 Presupposti teorici	p. 23
4.2 Materiali e metodi	
4.2.1 I pazienti	p. 25
4.2.2 La struttura del trattamento	p. 26
4.2.3 I protocolli valutativi	p. 30
4.3 Modalità di analisi statistica	p. 34
4.4 Risultati	p. 36
4.5 Discussione	p. 39
4.6 I limiti dello studio	p. 43

CONCLUSIONE p. 45

ALLEGATI

Allegato 1	p. 47
Allegato 2	p. 48
Allegato 3	p. 52
Allegato 4	p. 53
Allegato 5	p. 54
Allegato 6	p. 55

BIBLIOGRAFIA p. 56

La SM è una patologia ingravescente ed altamente invalidante che determina cambiamenti irreversibili nella vita di chi la incontra a causa di lesioni disseminate a carico del SNC ad eziologia ancora sconosciuta. Colpisce soggetti giovani-adulti nel pieno della loro produttività costringendoli a modificare il loro stile di vita e "contrattare" peggioramenti e miglioramenti con il decorso incontrollabile della malattia.

Dal punto di vista farmacologico la ricerca è in pieno fermento ma ad oggi non esiste ancora una terapia risolutiva; la riabilitazione sintomatica rappresenta quindi un punto fermo per poter condurre una vita dignitosa.

La qualità della vita del soggetto con patologia neurologica cronica non è più solo un concetto teorico ma ormai da alcuni anni è ritenuto un vero e proprio outcome in ricerca e nella pratica clinica. Già a partire da metà degli anni 90 la WHO sentì la necessità di aggiornare la classificazione ICIDH relativa ad impairments, disability e handicap, con l'odierno ICF. Le novità introdotte dalla nuova classificazione riguardano il grado di attività e partecipazione del paziente nonché la loro correlazione con i fattori ambientali.

Al centro AISM di Rosà, all'interno del quale si è svolto il seguente lavoro di studio, vengono accolti centinaia di utenti ognuno con il proprio bagaglio di esperienze e problemi accomunati però dalla stessa patologia. Tra i diversi disturbi che affliggono il paziente e che spaziano da deficit muscolari a deterioramento cognitivo e ancora da disregolazioni autonomiche e fatica neurogena, si è scelto di porre l'attenzione sull'equilibrio. La scelta è stata guidata dal forte impatto che tale deficit ha da un punto di vista funzionale e di abilità del paziente inteso come Persona malata ma comunque dotata di interessi, bisogni e necessità legati ad una vita sociale, famigliare e ricreativa attiva e ricca.

Si è scelto dunque di effettuare un training per il miglioramento dell'equilibrio utilizzando Wii® Balance Board con lo scopo di valutare l'efficacia di un così fatto allenamento rispetto ad un tradizionale ciclo di riabilitazione.

Al di là degli effetti terapeutici e prettamente fisioterapici che questo studio si propone di analizzare, l'ampia diffusione commerciale, il peso esiguo, la facile trasportabilità e dunque l'accessibilità dello strumento per molte famiglie ha rappresentato l'input per investire trattamenti ed energia nella Wii®.

L'aspetto ludico legato inevitabilmente alla realtà virtuale rappresenta inoltre un altro punto forte alla base della scelta di studio. Un soggetto con SM è investito nella sua totalità da continue sconfitte e all'interno di questo baratro, molte volte inevitabile, trascina incondizionatamente chi gli sta intorno. La possibilità per una persona di lavorare per il proprio fisico e per contrastare la progressione della malattia mantenendo un sorriso sulle labbra mentre gareggia con il proprio figlio/a o mentre sfida i suoi amici in un gioco virtuale merita, a mio parere, di essere sfruttato al massimo.

L'obiettivo primario dello studio è tuttavia comprendere se eventuali modificazioni ottenute con un protocollo di equilibrio statico su Wii® possano essere trasferite in competenze di tipo dinamico, primo fra tutti nel cammino, necessarie nella vita quotidiana del soggetto malato. Quanto nella realtà può interessare ad un paziente affetto da SM, dai 20 ai 40 anni nel pieno della sua attività lavorativa, sociale e famigliare, avere un record nel punteggio con il suo avatar Wii® se nel momento in cui deve percorrere un tratto di terreno sterrato inciampa e cade? Da questo limite del training è nata la necessità di scegliere degli outcomes di studio prettamente di tipo dinamico rappresentati inoltre da un percorso pensato ad hoc. Un corretto training del passo e dell'equilibrio in palestra di riabilitazione perde di ogni valore se non si riesce ad attraversare il giardino di casa, a superare il gradino del marciapiedi, a rispondere prontamente se si inciampa su un sasso nel ciglio della strada,..

Questo progetto di studio è stato dunque concepito al fine di verificare le potenzialità di Wii® e valutare eventuali miglioramenti dell'equilibrio in un contesto dinamico di vita e cammino quotidiani: seppur limitato in molti aspetti, questo lavoro propone un incontro di diversi punti di vista a mio parere necessario ed interessante.

CAPITOLO 1: GENERALITÁ SULLA SM

La Sclerosi Multipla (d'ora in poi SM) è una patologia ad eziologia ancora non chiara che colpisce il Sistema Nervoso Centrale con caratteristiche placche di demielinizzazione.
È chiamata anche Malattia Demielinizzante, Sclerosi a Placche, Polisclerosi e neurassite.
Venne descritta a metà Novecento dall'anatomo-patologo Cruvelhier e delineata con sufficiente precisione solo successivamente da Charcot per quanto riguarda i sintomi e i criteri diagnostici racchiusi nella "Triade di Charcot": nistagmo, tremore intenzionale e parola scandita. Negli anni successivi numerosi autori hanno contribuito ad analizzare quest'importante patologia nei più diversi aspetti: il possibile ruolo della genetica, la diagnosi strumentale, le possibili proteine coinvolte, la riabilitazione e le terapie.

1.1 EPIDEMIOLOGIA, DIAGNOSI e DECORSO

Nel mondo circa 3 milioni di persone sono affette da SM, di cui 450.000 in Europa e circa 65.000 solo in Italia soprattutto nella regione Sardegna seguendo un andamento geograficamente eterogeneo.
La SM colpisce per lo più la fascia d'età tra i 20 e i 40 anni, la quale rappresenta quasi il 70% dei nuovi casi, con un picco d'incidenza intorno ai trent'anni d'età; il rapporto uomo donna è di 2:1. La sensibilità e precocità della diagnosi si basa oggi giorno sull'analisi dei sintomi d'esordio[1] e sulle indagini strumentali con nuove tecniche di risonanza magnetica, potenziali evocati e rachicentesi.

Dal momento della diagnosi in poi, il percorso è tutto in salita sia da un punto di vista medico clinico sia da uno prettamente emotivo. Il soggetto va incontro ad un obbligato processo di elaborazione del trauma che convenzionalmente abbraccia quattro fasi: la prima fase di shock in cui intervengono i meccanismi di difesa inconsci quali la *negazione* e lo *spostamento;* la seconda fase definita fase di reazione durante la quale aumenta la consapevolezza della malattia e ci si focalizza sul tempo presente con necessità di padroneggiare la patologia. Superata questa fase molto impegnativa subentra la fase di elaborazione caratterizzata dall'integrazione della patologia alle esperienze di vita quotidiana; infine la quarta ed ultima fase è quella di riorientamento con accettazione della malattia ed elaborazione di progetti rivolti al futuro. Si riconoscono i limiti ma allo stesso modo le risorse permettendo, con la costruzione di strategie proprie e con l'aiuto di chi è al proprio fianco, di raggiungere comunque i propri dignitosi obiettivi.

Riprendendo un punto di vista prettamente medico, è possibile individuare cinque forme di decorso clinico nonostante l'alta variabilità della manifestazione della patologia; a ricadute remissioni, primariamente progressiva, secondariamente progressiva, progressiva con ricadute e infine la forma benigna. La forma clinica più frequente è rappresentata dalla SM a decorso Recidivante Remittente: il paziente presenta episodi acuti di malattia detti *poussè* che sono destinati a regredire in parte o totalmente per essere seguiti da periodi di benessere definite remissioni.

1.2 EZIOPATOGENESI

"Un processo autoimmune probabilmente scatenato da un agente ambientale in soggetti geneticamente predisposti"
Ad oggi la causa della SM è ancora sconosciuta; sulla base di dati clinici, sperimentali e di laboratorio essa viene considerata una malattia autoimmune secondaria ad una risposta ad un evento scatenante "trigger", presumibilmente un patogeno ubiquitario, che determina il riconoscimento a bassa affinità di auto antigeni da parte di linfociti T autoreattivi del soggetto.
La complessa patogenesi della SM risulta quindi multifattoriale, vera interazione tra predisposizione genetica, fenomeni autoimmuni e fattori ambientali.

- Predisposizione Genetica

Questo non significa patologia ereditaria ma numerosi studi hanno confermato come vi sia una suscettibilità genetica determinata da molteplici loci indipendenti i quali vanno a contribuire al rischio individuale complessivo che si traduce in un aumento della probabilità di contrarre la malattia.

- Fattori ambientali

Tra essi si vanno citati il clima, la latitudine, gli agenti tossici e l'etnia.

- Agenti infettivi e virus.

Questi agenti seppur molte volte comuni e innocui per gran parte della popolazione, sembrano essere "starter" di patologia in sistemi immunitari alterati già predisposti. I più studiati sono gli *Herpes virus*, *l'Epstein Barr* virus e di recente la *Clamydia Pneumoniae*.

- Fattori immunologici

Alcuni linfociti auto reattivi sfuggono al controllo fisiologico, reagiscono in maniera scorretta ad un antigene, rappresentato in questo caso dalla mielina, e scatenano una risposta infiammatoria aberrante contro il SNC.

1.3 NEUROPATOLOGIA

Alla base della SM vi sono numerose aree di demielinizzazione sparse per il SNC con predilezione per le vie lunghe, la sostanza periventricolare, il midollo spinale, i nervi ottici, il tronco encefalico e il cervelletto che causano un rallentamento della conduzione del segnale nervoso da un nodo di Ranvier al successivo. All'infiammazione causata a livello centrale dalla risposta anomala antigene- linfocitaria del sistema immunitario, segue la demielinizzazione al quale l'organismo risponde tramite l'intervento degli oligodendrociti, astrociti e microglia nel tentativo di riparare la guaina assonale. Purtroppo il processo di reintegrazione mielinica viene spesso fermato dall'estensione del focolaio infiammatorio e il tessuto va incontro ad una lesione permanente, la caratteristica placca di gliosi o cicatrice.

Il coinvolgimento del tessuto nervoso provoca a lungo termine una degenerazione dell'assone stesso che si traduce nel mancato raggiungimento del target da parte dell'impulso nervoso. Ciò comporta la mancata regressione dei deficit acquisiti, stabilizzazione del quadro neurologico ed evoluzione nella fase cronico progressiva della patologia.

1.4 I SINTOMI MAGGIORI

I sintomi con cui la malattia esordisce possono essere isolati, esordio mono sintomatico, o associati, esordio poli sintomatico, e possono essere così di seguito classificati:
- <u>Disturbi visivi</u> rappresentati da nistagmo, diplopia e riduzione acuta del visus. La neurite ottica viene definita da circa il 22 % dei pazienti come sintomo di esordio e si accompagna frequentemente a dolore in sede retro-orbitaria esacerbato dai movimenti oculari.
- <u>Disturbi della sensibilità</u> come rilevanti e persistenti formicolii, sensazione di intorpidimento degli arti, perdita di sensibilità tattile e termica (circa 21% casi), aumentata dolorabilità.
- <u>Fatica e debolezza</u> definita come sensazione soggettiva di perdita di energia fisica e mentale, percepita dal soggetto e dai familiari, tale da interferire nelle attività usuali. È rappresentata da un incontrollabile apatia, mancanza di energia e sensazione di essere esausto anche senza correlazione con depressione o debolezza muscolare.
- <u>Ipostenia localizzata</u> ad uno o più arti (circa 40 % dei casi).
- <u>Sbandamenti e difficoltà nella deambulazione</u> sono anch'essi tra i primi sintomi riportati dal 10-20% dei pazienti. Dopo alcuni anni di malattia, i disturbi al sistema deambulazione si osservano per più del 50% dei pazienti; dopo 18 anni di decorso di malattia metà dei pazienti si stima non essere più in grado di camminare senza ausili[2].

Durante l'altalenante decorso clinico i possibili sintomi colpiscono ogni sistema della vita del paziente in base alla diversa localizzazione delle lesioni a livello del SNC. A quelli precedentemente esposti, si possono aggiungere in ordine d'incidenza:
- <u>Disturbi a carico del sistema piramidale:</u> determinano ipostenia e spasticità che spesso colpiscono selettivamente gli arti inferiori in maniera asimmetrica. Un deficit di conduzione può portare inoltre a iperreflessia, comparsa di riflessi patologici come segno di Babinski positivo, clono a livello del piede e meno frequentemente della rotula.

- Disturbi vescicali: urgenza minzionale e incontinenza urinaria sono tra i disturbi maggiormente ad origine irritativa mentre ritenzione urinaria con aumentato residuo post minzionale sono più caratteristici di un quadro ostruttivo. Essi spesso coesistono nel medesimo paziente nonostante nelle donne prevalgano i sintomi irritativi.
- Spasticità: è un noto disordine del tono presente soprattutto a livello del tricipite surale e collegato a molteplici complicanze secondarie. Il registro pazienti del Comitato Nord Americano di Ricerca sulla SM[3] segnala che l'84% dei pazienti lamenta spasticità; di questi 31% minima, 19% occasionale, 17% moderata, 13% severa con necessità di modificare le proprie attività quotidiane e 4% totale, completamente invalidante.
- Disturbi sessuali: per il sesso maschile sono rappresentati da disfunzioni erettili, eiaculazione precoce o assente e dunque impotenza; per il sesso femminile si concretizzano in perdita di sensibilità nella regione genitale e perdita della libido.
- Disturbi cognitivi: essi sono imputabili ad un generale rallentamento della velocità di elaborazione delle informazioni che ha ripercussioni importanti in tutte le funzioni cognitive. Il linguaggio è meno frequentemente compromesso e si estrinseca in disartrie per debolezza e incoordinazione della muscolatura oro facciale e della lingua.
- Dolore: esso può essere secondario ad altri sintomi o derivare direttamente dalle lesioni al SNC portando al caratteristico dolore neuropatico.
- Disturbi d'umore: il sintomo più comune è rappresentato dalla depressione secondaria all'accettazione della diagnosi, alla capacità di adattamento alla malattia, alle conseguenti modificazioni imposte allo stile di vita, alle relazioni sociali, all'ambiente e al lavoro. Alla depressione si accompagnano disturbi minori come il disturbo d'ansia il quale va tenuto in considerazione nella costituzione di un patto terapeutico con l'equipe riabilitativa e per l'alta influenza che esso ha nei familiari del paziente.
- Disturbi intestinali come stipsi o incontinenza.

- <u>Disturbi parossistici</u>: rappresentati maggiormente da disartria e atassia parossistica, spasmi tonici e sintomi sensitivi che compaiono improvvisamente e hanno breve durata. Spesso è positivo il segno di Lhermitte e, in pazienti severamente compromessi, può comparire il riso e pianto spastico.
- <u>Disturbi della coordinazione</u>: una compromissione delle vie cerebellari e delle strutture stesse del cervelletto causa frequentemente un'alterata fluidità dei movimenti la quale contribuisce a disturbi dell'equilibrio, instabilità della marcia e tremore.
- <u>Nervi cranici</u>: il più colpito è il nervo ottico con neurite ottica: è seguito da alterazione del III e VI con fenomeni di diplopia e paralisi internucleare; VII con episodi di nevralgia del trigemino e ipoacusia per interessamento dell'VIII nervo cranico.

Tra i sintomi meno comuni si riscontrano: epilessia, cefalea, disturbi dell'udito, disfagia e dispnea fino nei casi più gravi a sindrome da allettamento.

1.5 TERAPIA e RIABILITAZIONE

Non esiste ad oggi una terapia risolutiva della SM. Il primo fronte su cui si agisce è il sistema immunitario con terapia immunosopressiva e immunomodulante; in seconda istanza la terapia cortisonica durante le ricadute infiammatorie.
Altrettanto importante capitolo è rappresentato dalle terapie sintomatiche termine con il quale si indica il trattamento delle specifiche manifestazioni cliniche della patologia.
Gli ambiti della ricerca, promossa dal contributo di alcune associazioni come AISM e FISM, spaziano da neuro immunologia, neurobiologia, genetica e ricerca farmacologica.
Nuove frontiere sono rappresentate dalla ricerca tutt'ora in atto sulle cellule staminali, sul trapianto autologo di cellule midollari, sulla CCSVI, sull'influenza del virus Epstein Barr, sui fattori di crescita quali promotori della remielinizzazione e molte altre.

Spostandoci dal campo specifico farmacologico, sono analogamente importanti per la quotidianità del soggetto affetto da SM, le terapie riabilitative.
La gravità e il forte impatto sull'abilità del soggetto con SM fanno sì che gli obiettivi della riabilitazione diventino la valorizzazione e il miglioramento delle capacità residue dei soggetti per stabilizzare la funzione, la riduzione della disabilità e l'incoraggiamento dell'indipendenza dell'individuo. La vasta sintomatologia e la complessità della situazione rende necessario un approccio di tipo multidisciplinare e personalizzato all'interno del quale intervengono competenze specifiche dei più svariati professionisti tra i quali medici specialisti, fisioterapisti, terapisti occupazionali, logopedisti, personale per il supporto psicologico, per il reinserimento socio lavorativo..

Per rigore metodologico è giusto infine citare una serie di terapie complementari rappresentate ad esempio dallo yoga, tai chi, riflessologia e numerose altre; per ognuna di esse esistono aspetti positivi e controindicazioni da tenere in considerazione nel momento in cui il paziente decide di associare o sostituire la terapia tradizionale ad una strada di questo genere.

1.6 PROGNOSI E ASPETTATIVA DI VITA

Il decorso clinico altamente variabile e imprevedibile non permette di definire un profilo prognostico di salute sufficientemente chiaro. Ciò che è certo è che la SM di per sé non è causa di morte e conserva pressoché integra l'aspettativa di vita del paziente e la sua suscettibilità a patologie extra-neurologiche rispetto alla popolazione non affetta. La morte avviene in genere per complicanze settiche soprattutto respiratorie in pazienti con disabilità severa, tentativi di suicidio o lesioni personali.

CAPITOLO 2: LE BASI FISIOLOGICHE DELL'EQUILIBRIO E LA SUA ALTERAZIONE NEL SOGGETTO CON SM

Al fine del corretto mantenimento dell'equilibrio è necessaria l'integrazione e l'integrità di diversi sistemi e funzioni dell'organismo. Il primo elemento che entra in gioco è rappresentato dagli input sensoriali provenienti dall'ambiente esterno; questi devono essere opportunamente elaborati e processati a livello centrale; solo in seconda battuta avviene la selezione delle risposte motorie opportune e la loro esecuzione vera e propria in modalità e tempi definite dall'organismo. Il nucleo centrale è dunque il processo neurale d'integrazione tramite selezione, analisi ed elaborazione degli stimoli afferenti ed efferenti al fine di formulare una risposta corretta che tenga conto delle numerose variabili che la realtà offre.

Il corretto funzionamento del sistema permette di mantenere l'equilibrio posturale nelle sue due componenti; equilibrio statico in cui tutte le forze che agiscono sul corpo sono bilanciate e il corpo rimane dunque nella posizione che si intende assumere e l'equilibrio dinamico permettendo al corpo di compiere un movimento volontario senza perdere l'equilibrio.

Il sistema nervoso mantiene l'equilibrio grazie all'integrazione di due sistemi: feedforward e feedback. I primi sono rappresentati dagli aggiustamenti posturali anticipatori (APA) e permettono il controllo della posizione del centro di massa attivando precocemente alcuni muscoli del tronco e degli arti inferiori per ridurre al minimo le incombenti perturbazioni riducendo la perdita di equilibrio. Il secondo sistema si avvale invece degli aggiustamenti posturali compensatori dopo la perturbazione dell'equilibrio al fine di riportare alla corretta posizione il baricentro e ristabilire la situazione di riposo. L'integrazione delle risposte date dal sistema alle diverse condizioni ambientali con la vasta gamma di risposte automatiche a disposizione dell'individuo, permette l'apprendimento di nuovi e adattabili schemi motori.

Diverse sono le modalità sensoriali che l'individuo può sfruttare per mantenere un corretto equilibrio statico e dinamico. Nel soggetto adulto sano, le circostanze maggiormente utilizzate sono quella somatosensoriale e quella vestibolare.

Il sistema vestibolare assicura l'equilibrio del corpo registrando la posizione e il movimento della testa nello spazio. Esso contribuisce all'orientamento spaziale, alla conservazione del tono posturale e al mantenimento di una corretta posizione degli occhi durante i movimenti del capo. Anche se gran parte della sua azione è a livello inconscio, agendo sui riflessi posturali e sui movimenti oculari, esercita un ruolo fondamentale per l'organismo.

Dal punto di visto anatomo funzionale il sistema vestibolare si articola in due componenti: una periferica rappresentata dal labirinto vestibolare e una centrale che comprende i nuclei vestibolari, gran parte del tronco dell'encefalo e del cervelletto con le vie nervose annesse. Sinteticamente, gli organi vestibolari propriamente detti registrano le accelerazioni del capo le quali flettono i fascetti di ciglia del labirinto vestibolare, il potenziale di membrana si modifica, si libera un neurotrasmettitore a livello dei neuroni vestibolari, questi ultimi trasmettono le informazioni percepite sulla velocità e sull'accelerazione del corpo alle componenti centrali dei nuclei vestibolari con il completamento della trasmissione dell'input.

- La componente recettoriale è composta dal labirinto vestibolare a loro volta costituito dagli otoliti e dai canali semicircolari. Tramite un meccanismo specifico di iperpolarizzazione o depolarizzazione delle cellule ciliate coordinate dal chinociglio essi rispondono rispettivamente ad accelerazioni lineari o angolari del capo.
- La componente nervosa del sistema vestibolare è invece composta dal nervo vestibolare e dall'organo del cervelletto.

Una vasta componente riflessa assume inoltre un ruolo fondamentale servendosi dei riflessi vestibolo-oculari e del sistema optocinetico, per mantenere gli occhi fissi quando il capo si muove fissando le immagini alla retina, e dei riflessi vestibolo spinali per permettere al sistema scheletrico nella sua totalità di compensare i movimenti della testa.

L'ottavo nervo cranico raccoglie le numerose informazioni provenienti dai recettori e le conduce ai nuclei vestibolari bulbari che a loro volta li proiettano ai centri superiori.

Per quanto riguarda il cervelletto esso riceve informazioni riguardo gli scopi delle azioni motorie, i comandi motori in uscita e, tramite un sistema a feedback, la reale esecuzione del gesto: a sua volta trasmette informazioni a livello corticale, motorio e premotorio, e a livello spinale tramite i nuclei del tronco dell'encefalo.

Il cervelletto verifica la congruenza tra intenzione ed esecuzione motoria; regola i centri motori durante l'esecuzione di un gesto; permette l'adattamento e apprendimento motorio tramite un addestramento basato sul metodo per prove ed errori.

Il cervelletto si divide anatomo - funzionalmente in:

- Zona mediale, definita *verme,* è molto importante in quanto riceve afferenze visive, uditive, vestibolari e somatosensitive dal capo e dalle regioni prossimali del corpo. Il verme regola la postura, la locomozione e la direzione dello sguardo proiettando alla corteccia cerebrale e al tronco dell'encefalo attraverso i sistemi discendenti mediali per il controllo della muscolatura prossimale degli arti e del tronco.

- Gli emisferi cerebellari che a loro volta si dividono tramite un importante solco longitudinale in una zona intermedia e una laterale. La zona intermedia vicina al verme riceve afferenze somatosensitive dagli arti e proietta ai sistemi corticospinale e rubrospinale controllando la muscolatura distale del corpo. Queste regioni unite al verme costituiscono per le loro afferenze, lo *spino cerebello*.

  Alterazioni a livello dello spino cerebello comportano difficoltà a controllare i movimenti di deambulazione; andatura a base allargata, piccoli movimenti strascicati in conseguenza di un' attività inadeguata di gruppi muscolari. Questi pazienti possono avere inoltre difficoltà a compiere movimenti rapidi alternati detta adiadococinesia; dismetria; tremori intenzionali o di azione.

La parte laterale degli emisferi, filogeneticamente più recente, riceve invece afferenze di molte aree della corteccia cerebrale e viene chiamata *cerebro cerebello*. Un' alterazione a questo livello compromette l'esecuzione di sequenze altamente specializzate di movimenti appresi come quelli che permettono di parlare o di suonare uno strumento.

- Lobo flocculo nodulare, parte filogeneticamente più antica situata postero lateralmente detta anche *vestibolo-cerebello*. La sua corteccia riceve proiezioni dirette dalle fibre vestibolari primarie degli organi recettoriali e proietta ai nuclei vestibolari; i tratti vestibolo spinali mediali e laterali controllano i muscoli assiali e dunque la stazione eretta e cammino, il nucleo vestibolare mediale con il fascio longitudinale mediale assicura il controllo movimenti oculari e la coordinazione occhio capo.

Una condizione di alterazione a questo livello, vestibolo-cerebello, comporta difficoltà a mantenere il controllo dell'equilibrio che viene compensato dal soggetto allargando la base di appoggio durante la stazione eretta e il cammino per aumentarne la stabilità. Inoltre i piedi si muovono in modo irregolare e il soggetto è spesso predisposto a cadere; le informazioni vestibolari non riescono a controllare correttamente la stazione eretta e il cammino. Gli occhi hanno difficoltà a mantenersi sul punto di fissazione; deviano il bersaglio e tornano bruscamente su di esso con un movimento saccadico correttivo noto appunto come nistagmo. Il danneggiamento delle vie che portano ai nuclei vestibolari possono anche dar luogo a perdita di tono muscolare.

2.1.1 LE ALTERAZIONI DELL'EQUILIBRIO NEL SOGGETTO CON SM

Spesso già in uno stato precoce di patologia i soggetti con SM sono affetti da disturbi visivi, vestibolari e somatosensoriali che sommati alla debolezza muscolare, alla spasticità e alla precoce affaticabilità esplicitano un deficit di equilibrio e del controllo posturale. Tutto ciò si ripercuote su un piano fisico e, associato alla paura di cadere, porta ad una diminuzione dell'attività motoria, alla rinuncia di contatti
sociali e dunque ad un'aumentata disabilità. [4-5]

Una recente review del 2010[6] ha raccolto i principali studi scientifici relativi alle anormalità di equilibrio nel paziente con SM ed è arrivata a concludere che le alterazioni del controllo posturale possono essere così schematizzate: un deficit nel mantenimento della posizione, movimenti limitati e rallentati verso i limiti di stabilità e infine risposte ritardate alle perturbazioni della postura.
Rispetto ai soggetti sani, dunque, i pazienti oscillano maggiormente nel mantenimento della posizione eretta statica; questa condizione si aggrava ad occhi chiusi o con base d'appoggio ristretta. I pazienti inoltre nel momento in cui tentano un raggiungimento o un passo si muovono più lentamente con riduzione della distanza funzionale che riescono a pervenire nello spazio a parità di tempo rispetto ad un campione sano. Il modello di risposte posturali osservato in pazienti con SM e squilibrio è inoltre caratterizzato da una latenza prolungata, che correla con un prolungamento della conduzione dei potenziali evocati somatosensoriali spinali, e da
un aumento della soglia di attivazione delle risposte anticipatorie. [7]
Rispetto all'equilibrio statico[8], i pazienti hanno performance peggiori in caso di base d'appoggio ristretta, spostamento del peso o richiesta di ruotare la testa o tutto il corpo. Nell'equilibrio dinamico similarmente le difficoltà emergono nel movimento del capo sul piano sagittale e orizzontale.

Nel soggetto con SM, gli input visivi prendono il sopravvento rispetto alle altre modalità sensoriali. La mancanza o il contrasto di input visivi aumenta notevolmente il rischio di cadute nei pazienti che possiamo concludere essere "visuo-dipendenti".

Molto importanti sono inoltre i recettori cutanei della pianta del piede: essi trasmettono continue informazioni utili al SNC per mantenere l'equilibrio che risultano rallentate nel soggetto con SM. A livello cutaneo il paziente inoltre presenta minor sensibilità discriminativa di due punti e minor sensibilità al tocco leggero soprattutto sulle teste del primo e quinto metatarso e sul tallone. [9] Le diminuite sensazioni a livello plantare si traducono in un' aumentata oscillazione del corpo in stazione eretta, maggiore incertezza dell'appoggio del piede durante il cammino ed in una distribuzione scorretta della pressione durante il passaggio di carico[10].

La presenza di spasticità determina invece una limitata capacità di modulare il movimento a livello di tibio tarsica con scarsa adattabilità della caviglia e la necessità di maggiori aggiustamenti posturali e aumentate oscillazioni del baricentro soprattutto in direzione medio laterale.[11].

Durante il cammino inoltre, capita molto spesso che il paziente evochi volontariamente il riflesso ancestrale tonico simmetrico del collo per effettuare la fase oscillatoria del passo. L'arto inferiore avanza oltre la linea di carico in corrispondenza di un movimento di estensione del capo; questa strategia compensativa deriva da un' ipostenia diffusa associata a spasticità e scarso controllo dell'arto. Tal movimento risulta, seppur funzionale, poco armonioso e sconvolge l'equilibrio dinamico della deambulazione.

Anche le vertigini,[12] definite come una sensazione di giramento, "spinning" sia di sé stessi, vertigini soggettive, sia dello spazio che li circonda, vertigini oggettive, possono manifestarsi nel soggetto con SM.

2.1.2 LA RIABILITAZIONE

Gli approcci riabilitativi finalizzati al miglioramento dell'equilibrio nel soggetto affetto da SM sono molteplici e presentano diversi target motori e sensitivi. Per i primi le metodologie fino ad ora validate si basano sull'allenamento di tipo aerobico, lo stretching e gli esercizi di rinforzo muscolare selettivo. Per quanto riguarda l'aspetto sensoriale il trattamento si basa sullo sfruttamento dei feedback visivi e uditivi all'interno di una riabilitazione specifica definita vestibolare.

Il presupposto innegabile è rappresentato dall'importanza dell'aumento del livello di attività fisica nel soggetto malato di SM in quanto esso correla con il miglioramento dei sintomi, la qualità della vita e la riduzione delle patologie secondarie. I pazienti sono spesso poco allenati[13]: molte volte conducono una vita sedentaria, presentano muscoli ipotrofici ed errate strategie di risparmio energetico muscolare per più dell'80% dei casi a cui si aggiunge il vincolo fatica.

L'attività fisica condotta tramite esercizio aerobico e di resistenza va infatti ad incrementare la velocità del cammino, i parametri del passo, la resistenza all'esercizio e a ridurre l'impatto della fatica.

Altro specchio terapeutico è rappresentato dalla riabilitazione vestibolare[14] basata sul controllo della stazione eretta ed esercizi di movimenti oculari. Da recenti studi emerge come la riabilitazione vestibolare fornisca gli stimoli attentivi e task-specifici per la riorganizzazione neurale, promuovendo l'integrazione sensoriale centrale con risultati nel miglioramento del controllo posturale.

Alcuni studiosi in recenti Randomized Controlled Trial indagano nuovi percorsi riabilitativi analizzando gli effetti terapeutici della ponderazione[15] nonostante il meccanismo che vi è alla base sia ancora sconosciuto; esso è visto come un mezzo per comprimere l'articolazione e agevolare la co-contrazione muscolare aumentando la stabilità. Altri autori interpretano l'aggiunta di un peso come lo spostamento del centro di massa e quindi dei momenti di inerzia dei segmenti corporei , modificando la biomeccanica dei movimenti; infine una resistenza rappresenta un aumento delle afferenze utili al controllo dei cambiamenti nelle relazioni tra le varie parti del corpo fino ad essere corticalizzate rendendole consapevoli e maggiormente controllabili dal soggetto.

Per concludere, manca un approccio standard definito per il trattamento riabilitativo dei disturbi dell'equilibrio. Tutti gli studi riportati in letteratura concordano valutando diversi approcci tutti validi ma nessuno risolutivo. L'esercizio aerobico ha effetti positivi sulla velocità di cammino, sul livello di performance fisica e sulla fatica; esercizi contro progressiva resistenza agiscono sulla forza limitata ad alcuni
gruppi muscolari, sui parametri del cammino e sulla fatica; esercizi combinati (aerobico, acquatico, contro resistenza, approccio personalizzato Bobath[16]) migliorano soprattutto l'aspetto funzionale e di qualità della vita.[17]
Un ipotetico trattamento di un soggetto che lamenta turbe dell'equilibrio dovrebbe comunque focalizzarsi su più fronti; recuperare il controllo propriocettivo del tronco, migliorare la funzione cammino con esercizi di controllo degli arti inferiori e recuperare l'autonomia in attività della vita quotidiana topic specifica. Il tutto va progettato sfruttando i principi di risparmio energetico nel training motorio e l'utilizzo di cue-visivi concentrando l'attenzione verso uno stimolo aggiuntivo e cercando di compensare il deficit recettoriale del paziente spesso imponente.

CAPITOLO 3: LA WII® BALANCE BOARD

La Nintendo® è una delle maggiori aziende al mondo nella produzione di videogiochi e console. Fondata a fine 900 in Giappone vede uno tra i suoi ultimi famosi prodotti Wii®. Commercializzata a partire dal 2006, è una console dotata di un controller senza fili, il Wiimote, simile come forma ad un telecomando che reagisce alle forze vettrici e all'orientamento rispetto allo spazio tridimensionale attraverso un accelerometro a 3 assi presente al suo interno. Dei led ad infrarossi incorporati nelle estremità della barra sensore da porre sopra o sotto la televisione, permettono al controller di identificare il puntamento verso lo schermo, mentre l'accelerometro integrato nello stesso controller gli permette di percepire l'inclinazione e la rotazione. I giocatori possono dunque mimare delle azioni e ricevere un feedback attraverso la vibrazione del telecomando e l'immagine sullo schermo.

Tra i diversi accessori associati a Wii® ritroviamo, a partire dal 2008, la Wii® Balance Board che grazie ai suoi sensori può rilevare gli spostamenti del peso o la discesa e la salita del giocatore sulla pedana. Simile ad una bilancia, questa periferica corredata da un apposito software misura l'indice di massa corporea, analizza il baricentro, il peso corporeo ma soprattutto permette di utilizzare gli spostamenti del corpo per controllare le azioni di gioco. Il principio di funzionamento della Wii® Balance Board consiste nel controllo del personaggio o "avatar" riprodotto nello schermo tramite i cambiamenti di distribuzione del peso all'interno della piattaforma.

Il software maggiormente associato a questo strumento è sicuramente Wii® Fit seguito dalla versione aggiornata Plus: è un videogioco che contiene circa 40 diversi esercizi racchiusi in quattro sottocategorie "giochi di equilibrio, yoga, esercizi aerobici ed esercizi muscolari". Per giocare a Wii® Fit si può usare il proprio personaggio "Mii", o avatar, creando un profilo dove vengono annotati i periodici progressi e i risultati conseguiti nei test fisici.

3.1 VALIDITÁ TERAPEUTICA DELLO STRUMENTO

La realtà virtuale rappresenta uno tra i più semplici sistemi di bio feedback e già da alcuni anni nel mondo della scienza si è sentita la necessità di capire eventuali prospettive terapeutiche di un prodotto commerciale a così alto consumo.[18] Fino ad oggi questi sistemi sono stati usati per allenare il cammino e l'equilibrio andando a sondare la possibilità di migliorare in qualche modo i meccanismi di controllo nervoso coinvolti nell'equilibrio statico e dinamico del soggetto.

Recentemente è stata valutata la validità e affidabilità della Wii® Balance Board[19] nel modificare gli spostamenti del centro di massa ma non sono ad oggi ancora stati pubblicati studi con sufficiente evidenza che spieghino le specifiche modificazione nelle reazioni di equilibrio suscitate dal gioco.

Uno studio australiano del 2010[20] ha infatti effettuato un training di equilibrio su soggetti con patologie a carico degli arti inferiori al fine di valutare l'effettiva validità dei dati emersi dalla Wii® Balance Board (WBB). Alcuni esercizi, in appoggio bi podalico, monopodalico, ad occhi aperti o chiusi, sono stati valutati in termini di spostamento del centro di massa tramite strumentazioni di laboratorio (piattaforma di forza) e tramite WBB collegata ad un computer. Dai dati emersi risulta come le valutazioni effettuate dalla strumentazione Nintendo® sono affidabili e per molto parte paragonabili alle alte strumentazioni di laboratorio. Il limite maggiore che è stato evidenziato è legato all'impossibilità di saltare o correre sopra la Balance Board: i vantaggi invece si identificano nella possibilità di utilizzare un così semplice strumento come "ponte" valido tra i test di laboratorio fin troppo specifici e la valutazione riabilitativa dell'equilibrio.

Vista la validità dei dati che si possono ritrovare nell'analisi del baricentro dati dalla Wii®, alcuni studiosi hanno visto uno spiraglio terapeutico anche nella possibilità, date le dimensioni e il peso contenuti, di usare due WBB per misurare efficacemente il carico asimmetrico a livello dei piedi spesso presente in diverse patologie neurologiche o interventi agli arti inferiori con conseguente deficit propriocettivo. [20]

- I vantaggi

I vantaggi della realtà virtuale sono collegati alla capacità di controllare precisamente le caratteristiche relative all'ambiente circostante, includendo la perfetta sincronia di stimoli visivi, uditivi e meccanici.

L'utilizzo di uno strumento così innovativo è dapprima divertente e l'aspetto ludico associato per lo più ad una condizione di patologia rende sicuramente più leggero il trattamento. In termini materiali esso occupa poco spazio, non è ingombrante, è comodo da spostare poiché poco pesante e discretamente economico. È inoltre uno strumento semplice da utilizzare che necessita minime precauzioni di sicurezza.

Tutto ciò va a determinare la possibilità per il paziente di acquistare la Wii® e posizionarla al proprio domicilio. Esso aumenta la frequenza e la continuità delle "sedute" di trattamento, elimina eventuali problemi di trasporto e barriere ambientali per raggiungere la palestra di riabilitazione e , non da meno, permette di coinvolgere la propria famiglia in un' attività leggera, giocosa e divertente.

Esiste un altro vantaggio legato al mantenimento della buona forma fisica; il software Wii® Fit permette di controllare il proprio peso eseguendo il controllo dei parametri del proprio avatar, impostati ad inizio trattamento[19].

Lo stimolo terapeutico si modifica dunque da un' indicazione prettamente medica accompagnata dalla nota "ansia da camice bianco" in qualcosa di più semplice e piacevole. Nonostante l'attività richiesta sia la medesima, è assodato che le modalità di presentazione della stessa modificano a livello conscio e inconscio la sua accettazione.

- I limiti

Esistono come in ogni cosa anche degli aspetti negativi legati soprattutto ai limiti di utilizzo. Lo strumento è destinato ai soggetti con disabilità moderata o lieve ed inoltre per utilizzarla da soli bisogna attuare precauzioni di sicurezza nel salire sulla Balance Board e nello spostare il carico dinamicamente all'interno di una base d'appoggio di dimensioni ridotte.

Infine un limite tecnico è determinato dalla portata massima di 140 kg della pedana Balance Board.

CAPITOLO 4: STUDIO DEGLI EFFETTI DELLA RIABILITAZIONE CON WII® NEL CAMMINO DEL SOGGETTO CON SM

4.1 PRESUPPOSTI TEORICI

Per quanto riguarda l'utilizzo del software e dell'attrezzatura Wii® in fisioterapia, i primi studi riportati in letteratura riguardano soggetti con Alzheimer, esiti di stroke[21], lesione spinale e malattie neuromuscolari. In relazione alla SM, invece, non sono stati pubblicati studi fino allo scorso anno. Due sono le fonti maggiori presenti ad oggi in letteratura nei maggiori motori di ricerca PubMed e Pedro; la prima è rappresentata da uno studio pilota longitudinale di Plow e collaboratori[22] i quali si sono proposti di analizzare gli effetti di un training con la strumentazione Wii® a domicilio in trenta pazienti con SM. Lo studio si è sviluppato in circa 14 settimane all'interno delle quali i soggetti, dopo circa 5 settimane di controllo e selezione, ricevevano la Wii® Balance Board a casa propria. Essi potevano utilizzarla a loro discrezione secondo gli esercizi che meglio credevano all'interno delle categorie "giochi di equilibrio, yoga, forza, allenamento aerobico": il primo limite dello studio è infatti determinato dallo scarso controllo da parte degli sperimentatori sulle modalità di utilizzo degli esercizi, sulla frequenza e sulla tipologia degli stessi non avendo prescritto nessun protocollo di training. La mancanza di controllo sulle modalità di esecuzione degli esercizi ha portato inoltre all'esclusione di alcuni pazienti al follow up per infortuni alle ginocchia o aggravamento dei sintomi che gli studiosi attribuiscono ad un uso scorretto, poco attento o esagerato dello strumento. Lo studio ad ogni modo riporta modificazioni positive nei questionari sull'attività fisica ma non sulla modificazione della percezione della fatica e della qualità di vita soprattutto nel lungo termine.

Il secondo ed ultimo articolo presente in letteratura per quanto riguarda l'utilizzo combinato di Wii® nei soggetti con SM è uno studio randomizzato multicentrico svedese che ripercorre numerosi aspetti di questo lavoro di studio. Con rammarico, lo studio è stato accettato e pubblicato in PubMed a fine luglio 2012 quando il progetto all'AISM era già stato programmato ed iniziato. Nilsgard e colleghi[23] hanno analizzato come un programma di esercizio specifico della sezione "equilibrio" con Wii® Fit avrebbe migliorato i parametri di equilibrio e cammino; il training si è sviluppato in sette settimane con un totale di 12 sedute con 84 pazienti divisi in gruppo di studio, trattamento Wii®, e gruppo di controllo che non ha recepito alcun trattamento. L'outcome primario era rappresentato dal Time up and go test; gli esiti secondari comprendevano test funzionali come Four Square Step Test e altri indicatori di disabilità. In conclusione, lo studio non rileva variazioni statisticamente significative in nessun outcome: i pazienti hanno invece riportato ottima compliance con gli esercizi, sensazione di benessere e divertimento e volontà di continuare il training in autonomia.

Al centro AISM di Rosà è stato quindi impostato uno studio con 18 pazienti affetti da SM, scelti secondo i criteri sotto descritti, assegnati casualmente al gruppo di studio o al gruppo di controllo. Per il gruppo di studio il trattamento si basa in un protocollo di allenamento attraverso i giochi di equilibrio di Wii® Fit Plus con l'ausilio della Wii® Balance Board. Al contrario il rimanente gruppo di controllo viene sottoposto
ad un trattamento tradizionale dell'equilibrio in palestra riabilitativa. Entrambe le sezioni hanno effettuato ad una valutazione tramite test e scale ad inizio e fine ciclo di trattamento; le totali 12 sedute della durata di circa 30 minuti per il gruppo di studio e 40 minuti per il gruppo di controllo si sono articolate in 6 settimane con cadenza bi settimanale.

4.2 MATERIALI E METODI

4.2.1 PAZIENTI

Sono stati inseriti nello studio 18 pazienti reclutati all'interno del bacino di utenti del servizio di riabilitazione AISM di Rosà. In linea generale i criteri di selezione dei pazienti riguardano tre macro aree: la tipologia di malattia, la presenza di deficit motori e di equilibrio, la conformità con la strumentazione utilizzata.

I pazienti dovevano nello specifico rispondere ai seguenti criteri di inclusione:
- diagnosi di SM con andamento a ricadute remissione o secondariamente progressiva e forma benigna;
- assenza di ricadute negli ultimi due mesi precedenti il trattamento;
- punteggio all'EDSS inferiore o uguale a 4,5 che corrisponde a "Paziente autonomo, con minime limitazioni nell'attività completa quotidiana e deambulazione possibile, senza soste e senza aiuto, per circa 300 metri", come valutato dal medico fisiatra o neurologo competente;
- assenza di cadute negli ultimi sei mesi;
- punteggio alla scala di valutazione dell'equilibrio NewBerg Scale ≥ 34 su 40;
- deambulazione autonoma o con l'ausilio di bastone canadese.

Al momento del colloquio preliminare con il paziente sono state inoltre escluse patologie ortopediche e cardio respiratorie gravi.

Visto l'utilizzo della Wii[®] quale videoterminale di ultima generazione tecnologica sono stati presi in considerazione deficit visivi e di elaborazione e comprensione dei compiti assegnati. Per quanto riguarda i primi, la possibilità di proiettare gli esercizi con l'ausilio di un videoproiettore sul muro della palestra, rende la schermata sufficientemente grande da non rappresentare un limite per alcun soggetto. Per il secondo punto invece, i pazienti non dovevano riportare gravi compromissioni delle capacità cognitive all'interno della cartella clinica. Infine, sempre relativamente all'utilizzo della Wii[®] Balance Board, i pazienti inclusi nello studio dovevano avere un peso inferiore ai 140 kg quale limite tecnico dello strumento.

Alcuni dei pazienti inseriti nello studio possiedono la Wii[®] Balance Board a domicilio o hanno comunque già utilizzato lo strumento in sede riabilitativa; a tal proposito è stato richiesto ai pazienti di non utilizzare la WBB durante il periodo di studio ed era necessario un periodo di almeno due mesi di wash out dall'ultimo utilizzo al fine di poter essere inseriti nel gruppo di studio.

Tutti i pazienti, al momento del reclutamento, sono stati informati del progetto in atto, hanno dato il loro consenso verbale e scritto alla partecipazione all'esperienza di studio e al trattamento dei dati personali allo scopo di redigere il seguente lavoro.
I pazienti sono stati successivamente divisi in due gruppi secondo randomizzazione casuale e assegnati dunque al gruppo di studio e a quello di controllo.
All'interno del gruppo di studio sono presenti 7 femmine e 2 maschi; di questi 7 con diagnosi di SM con decorso a Ricadute Remissioni (SM RR), una persona secondariamente progressiva (SM SP) e un soggetto con SM Benigna; l'età media all'interno del cluster è di 48.9 anni.
Per quanto riguarda il gruppo di controllo, vi sono 4 femmine e 5 maschi con un età media stimata a 45.5 anni; di loro 7 con diagnosi di SM RR e 2 SM SP.

4.2.2 LA STRUTTURA DEL TRATTAMENTO

Per il gruppo di studio lo strumento cardine di trattamento è rappresentato dalla console Nintendo® Wii® associata alla pedana stabilometrica Wii® Balance Board (WBB) in dotazione al centro AISM.

I programmi utilizzati all'interno dello studio sono solo quelli presenti nella sezione "giochi di equilibrio" del software Wii® Fit Plus. Lo studio utilizza un protocollo di valutazione di esercizi precedentemente formulato dall'AISM sezione nazionale di Genova: questo servizio ha effettuato nello scorso anno 2011 uno studio, attualmente in via di pubblicazione, sull'efficacia del trattamento con Wii® e ha stilato uno schema di registrazione dei risultati dei pazienti.

Sono state presi in considerazione le performance dei pazienti in sei diversi giochi di equilibrio ognuno dei quali si focalizza in sfumature leggermente diverse in termini di competenza richiesta come di seguito esposto.

- <u>Colpi di testa</u>: simulando un allenamento di calcio, vengono lanciati dei palloni contro il soggetto che deve prontamente spostare il suo avatar inclinandosi a destra e sinistra sulla Board per colpire gli oggetti con un colpo di testa. Il punteggio aumenta se si colpiscono più palloni consecutivamente; vi è una penalità invece nel momento in cui si colpiscono oggetti estranei che vengono lanciati come distrattori durante la manche. È previsto un numero limitato di palloni ed è quindi necessario essere sufficientemente rapidi nello spostamento laterale del peso, essere attenti agli oggetti non pertinenti da evitare, essere perspicaci nell'intuire, mentre si colpisce la palla, la direzione che sta prendendo il pallone successivo così da essere pronti a spostare il peso.
- <u>Slalom con gli sci</u>: il soggetto deve inclinare il proprio corpo a destra e sinistra per passare tra le bandierine del percorso sciistico; ogni target saltato porterà 7 secondi di penalità al tempo totale del percorso. È possibile inoltre mantenere il proprio baricentro all'interno di una specifica zona blu indicata dallo schermo per aumentare la velocità del personaggio. Le abilità richieste sono quindi variazioni del baricentro in senso antero posteriore e latero laterale oltre a dover impostare la direzione del movimento mentre si attraversa una porta in vista della posizione della successiva. Il percorso rimane sempre fisso e ciò permette una sorta di apprendimento della traiettoria agevolando, di volta in volta, la riuscita del gioco.
- <u>Biglie pazze</u>: per guidare delle biglie nei fori di una piattaforma è necessario muoversi lentamente nelle quattro direzioni dello spazio. La precisione data dai movimenti cauti va a discapito del timer a scadenza imposto dal gioco. Si andranno dunque a valutare i livelli superati e le biglie rimaste attive nel livello raggiunto.

- <u>Bolla di sapone</u>: il proprio avatar è racchiuso in una bolla di sapone con la quale deve percorrere un itinerario ricco di ostacoli. Il soggetto deve spostare il peso avanti per far avanzare il personaggio e a destra e sinistra per direzionarlo all'interno del percorso. Ogni movimento poco preciso farà colpire gli ostacoli al personaggio portando al termine della partita. È necessario inoltre riuscire a stabilizzare il peso per mantenere la traiettoria scelta in quanto l'avatar, che si muove nell'acqua, è continuamente soggetto a sbandamenti.
- <u>Caccia al pesce</u>: il soggetto interpreta un iceberg sul quale scivola un pinguino. Le oscillazioni del pezzo di ghiaccio, possibili grazie agli spostamenti del peso del paziente all'interno della Balance, fanno sì che l'animaletto muovendosi catturi il maggior numero di pesci nel tempo stabilito scivolando a destra e sinistra della piattaforma. I movimenti affrettati potrebbero determinare la caduta del pinguino dall'iceberg oltrepassando i limiti dello stesso e quindi il tempo necessario alla rientrata in gioco del personaggio viene sottratto all'effettiva caccia ai pesci. I pesciolini blu catturati valgono un punto, quelli verdi tre e quelli rossi dieci: per prendere quest'ultimi è necessario un rapido spostamento di carico sulla base di appoggio una volta raggiunto il bordo dell'iceberg che farà saltare in alto il pinguino.
- <u>Zazen</u>: il soggetto deve mantenere una candela accesa rimanendo completamente immobile sulla pedana per il maggior tempo possibile. Qualsiasi aggiustamento posturale di correzione verrà percepito dalla Balance Board e la partita sarà finita. L'esercizio può essere svolto sia da seduto sulla bilancia e sia da in piedi; la stazione eretta aumenta la difficoltà della richiesta in quanto la base di appoggio è ristretta e le possibilità di stabilizzare completamente la posizione sono ridotte.

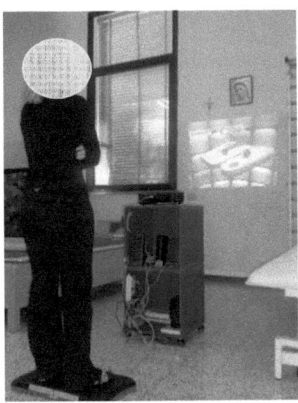

Immagine 1: paziente esegue "biglie pazze" sulla Wii Balance Board

I pazienti dello studio hanno la possibilità in prima seduta, una volta spiegato il gioco, di effettuare due volte ogni esercizio registrando i valori migliori delle due performance per necessità di prendere confidenza con lo strumento; nelle sedute di trattamento successive il gioco viene proposto una sola volta e vengono segnati i punteggi. Nel caso in cui il paziente completi nella seduta due volte consecutive il livello "principiante" si passava al livello "avanzato" il quale presuppone l'acquisizione della corretta modalità di svolgimento dell'esercizio al quale venivano dunque aggiunte variabili più complesse legate a competenze specialistiche.

Il training dura circa 6 settimane con 12 sedute a frequenza bisettimanale.

Per quanto riguarda il gruppo di controllo viene effettuato un trattamento riabilitativo per l'equilibrio tradizionale in palestra della durata di circa 40 minuti due volte la settimana per un totale di 12 sedute. La seduta si compone di un iniziale stretching muscolare, esercizi sulla pedana basculante, esercizi a lettino in diverse posture con inserimento di perturbazioni dall'esterno e utilizzo di strumenti come palloni e tavole propriocettive, andature. Si eseguono a lettino di terapia esercizi di trust del tronco, stimolazione delle reazioni paracadute attraverso raggiungimenti con gli arti nei diversi piani dello spazio. Con l'ausilio della palla Bobath si eseguono esercizi in appoggio con gli arti inferiori o in posizione seduta per la stabilizzazione del bacino; in stazione eretta le destabilizzazioni possibili sono le più svariate, da situazioni statiche ad esercizi dinamici. Vengono usate diverse modalità sensoriali come occhi aperti e occhi chiusi, o fisiche: in carico monopodalico, bi podalico, con o senza appoggio. Questi sono solo alcuni esempi degli esercizi possibili in un training tradizionale per le turbe dell'equilibrio da integrare in un percorso riabilitativo progressivo e personalizzato.

È opportuno annotare che nel trattamento tradizionale non verranno allenate competenze presenti nel percorso, come la marcia in tandem, al fine di non influenzare alla rivalutazione i dati di un gruppo rispetto all'altro

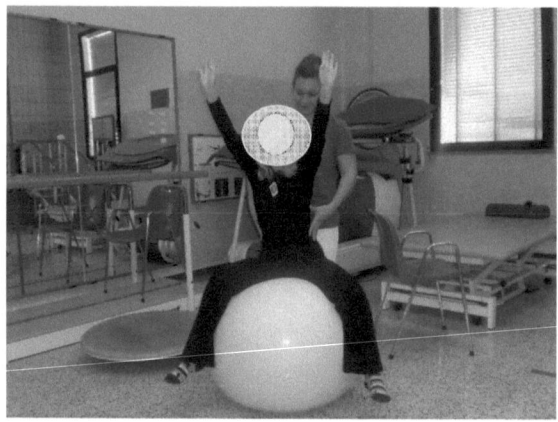

Immagine 2: paziente durante trattamento tradizionale con palla Bobath

4.2.3 PROTOCOLLI VALUTATIVI

Le modalità di valutazione vogliono rappresentare uno dei focus dello studio. Per essere utile, uno strumento deve essere facilmente somministrabile e clinicamente rilevante, oltre a soddisfare i requisiti di validità e affidabilità. Sono state scelte scale quantitative e qualitative validate in lingua italiana per la valutazione dei soggetti di entrambi i gruppi, studio e controllo, all'inizio del trattamento T0 e al termine del ciclo di sedute T1.

I pazienti sono stati dunque valutati attraverso la somministrazione di:

- NewBerg Balance Scale

  Questa scala validata per la valutazione dell'equilibrio[24] nel soggetto con SM è composta da 10 items che derivano dalla rielaborazione della scala Tinetti per l'equilibrio e la scala Berg. A discapito dei pochi quesiti, la *NewBerg scale* indaga l'equilibrio mantenuto, la resistenza a perturbazioni esterne, a perturbazioni autoindotte e la capacità di eseguire semplici attività quotidiane.

- Time Walking Test (TWT): questo rapido test va a valutare il tempo necessario per percorrere rispettivamente 5 m, 10 m e 20 m su terreno piano. Esiste anche una versione del test in termini di resistenza al cammino per più minuti la quale non è stato però utilizzata in quanto era di nostro interesse un parametro più dinamico di velocità propulsiva.

- Time Up and Go test (TUG)

  Questo test (Podsiadlo and Richardson 1991) consiste nel valutare il tempo in secondi che un individuo impiega per alzarsi da una sedia standard con braccioli, percorrere tre metri di fronte a sé, girarsi di 180°, raggiungere nuovamente la sedia e risedersi. Il soggetto viene cronometrato da quando alza il bacino dalla sedia a quando lo stesso vi si riappoggia. Il TUG è stato scelto al fine di valutare l'equilibrio dinamico del soggetto durante l'esecuzione di un compito semplice. Il *time up and go test* a velocità spontanea è riconosciuto come "attività" all'interno della classificazione ICF;

  sedersi, alzarsi e girare su stessi sono importanti competenze quotidiane che influiscono notevolmente nell'indipendenza del soggetto[25]. Il TUG vanta un ICC pari a 0.97

- VAS "Come giudicherebbe, ad oggi, il suo equilibrio durante la giornata?" È stato deciso di somministrare ai pazienti una semplice scala analogica come indicatore soggettivo della percezione del proprio equilibrio. Il test di immediata comprensione permette di valutare come il paziente, vero protagonista del trattamento, al di là di ogni test, scala o punteggio, percepisce realmente il proprio deficit.

- MSQOL-54

   La suddetta scala di valutazione è un elaborazione della SF-36 per l'analisi della qualità di vita del soggetto ed è stata elaborata nel 1995 da Vickrey e colleghi dell'Università di Los Angeles[26]. È stata di recente validata in italiano[27] per l'approfondimento delle limitazioni che il paziente incontra in tutte le sfere della vita quotidiana e che vanno ad alterare il suo livello di soddisfazione e realizzazione personale. Essa si compone di 52 items raggruppati in 12 sotto-scale e due domande distinte.

   Si va ad indagare l'impatto generale della patologia, il complessivo grado di soddisfazione della qualità della propria vita, funzioni cognitive, energia, dolore, funzione sessuale e situazione sociale.

   Uno studio del 2001[28] analizza la valutazione di 103 pazienti attraverso l'MSQOL-54 concludendo che essa è uno strumento affidabile, con alta coerenza interna e validità sia di contenuto sia di costrutto. Dall'analisi risulta come la scala abbia una moderata correlazione con il livello di disabilità valutato con EDSS e con variabili quali l'età del paziente, il livello di impiego e il decorso della malattia. Dati positivi emergono invece con la valutazione all'FSS per la fatica e HRSD per la depressione. Lo studio trasversale dunque permette di evidenziare la relazione tra lo stato dell'umore, la fatica e la qualità di vita del soggetto ma conferma altresì come queste sfumature siano ben valutate dalla scala MSQOL-54.

   Altrettanto validata era la scala FAMS pubblicata nel 1996 a Chicago da Cella e colleghi; quest'ultima non è stata presa in considerazione in quanto non tradotta e validata in lingua italiana.

- Four Square Step Test

   È un test dinamico di equilibrio: viene ricreata a terra una figura a croce con dei bastoni al fine di ottenere quattro differenti quadranti. Viene richiesto al paziente di muoversi nei quattro spazi in senso orario e ritorno portando rispettivamente entrambi i piedi in ogni stazione: viene calcolato il tempo dal momento in cui il paziente inizia il primo passo a quando entrambi i piedi tornano al quadrante iniziale.

- Il percorso all'esterno del centro AISM.

  Il percorso prefissato prevedeva di eseguire una rampa in discesa fino ad un punto nel pianerottolo sottostante delimitato da un cono stradale attorno al quale il paziente ruota di 180° per poi risalire la rampa. Da lì poi si richiede alla persona di deambulare su un materassino morbido che simula un appoggio instabile al terreno; prosegue nell'esecuzione di un breve percorso ad ostacoli dapprima superando cinque paletti posti a 10 cm dal terreno ed in seguito all'interno di cerchi sul terreno effettuando dei passi laterali. Continuando poi il paziente è invitato ad effettuare uno slalom tra i "cinesini" o conetti ed infine, nell'ultimo tratto del percorso, il soggetto deve eseguire un tragitto delimitato di circa 1,5 m camminando in tandem.

Al momento della spiegazione della consegna, il paziente è stato invitato ad eseguire il percorso nel minor tempo possibile e nella modalità più corretta possibile.

Si andrà quindi a valutare: il tempo necessario all'esecuzione del percorso calcolata da quando il paziente lascia il punto di partenza a quando vi riappoggia entrambi i piedi; il numero di sbandamenti o di errori effettuati durante il percorso. Ogni sezione del tragitto richiedeva diverse competenze che vanno a sommarsi in un quadro di abilità complesse; ad esempio, per controllare la discesa è necessaria una contrazione muscolare eccentrica in frenata e al contrario per la risalita una forza propulsiva di spinta. I cambi di direzione vengono testati macroscopicamente a livello del cono al pianerottolo e nello specifico nei rapidi spostamenti necessari nello slalom. Gli ostacoli e i cerchi indagano la capacità di sollevare sufficientemente l'arto dal terreno ed inoltre, i cerchi, prevedono l'esecuzione di passi laterali a base allargata. La marcia in tandem è necessaria nella vita quotidiana in caso di spazi eccessivamente angusti e richiede alta precisione ed equilibrio con una base di appoggio ristretta. Infine la camminata nei tappettoni da un lato altera le informazioni propriocettive provenienti dal terreno e dall'altro valuta la capacità di adattare dinamicamente la caviglia ad una base di appoggio irregolare.

Quest'ultimo strumento di valutazione non è validato e non si basa su basi scientifiche solide; esso voleva essere un modo dinamico per racchiudere tutti gli aspetti qualitativi del sistema cammino. Le diverse variabili inserite rispecchiano alcune delle difficoltà che si incontrano nella deambulazione reale all'esterno del contesto protetto della palestra.

4.3 MODALITÀ DI ANALISI STATISTICA

Per l'elaborazione e la rappresentazione grafica dei dati ci si è avvalsi del software R per Windows, versione 2.14.0. Questo software statistico è costituito da una varietà di strumenti che permettono la manipolazione e la gestione dei dati oltre a potenzialità grafiche flessibili operando tramite un vero e proprio linguaggio di programmazione che consente l'uso di funzioni create dall'utente.
Il software R e numerosi moduli aggiuntivi sono disponibili gratuitamente sotto i vincoli della GPL (General Public License).

È stato dunque usato il test statistico *t test* per confrontare una o più medie al fine di valutare delle ipotesi stabilite dall'utente.
In questo capitolo affronteremo un test sulla differenza tra medie di 2 campioni non indipendenti ovvero il *t test a dati appaiati*, nel caso in cui si effettuano due misurazioni, in tempi successivi, sulle stesse unità statistiche. Si utilizza invece il *t test a campioni indipendenti* per effettuare considerazione sulla differenza di medie di 2 campioni statistici distinti.

Il t test a dati appaiati è stato utilizzato per confrontare le medie dei risultati dei casi al tempo 0 con le medie degli stessi al tempo 1; allo stesso modo esso è stato utilizzato con le medie del gruppo di controllo al tempo 0 e, sempre dei controlli, al tempo 1.

Per confrontare le medie di 2 campioni è necessario valutare tre assunti:
1. l'indipendenza dei dai
2. se i punteggi sono approssimativamente normali
3. se le varianze dei punteggi sono omogenee.

Per verificare questi tre assunti e quindi procedere con il test, si è analizzata la distribuzione dei dati graficamente come in allegato 2, rappresentando i dati attraverso un qqplot e verificando che in tutti i casi i dati si distribuiscono normalmente e con una varianza costante.

Poiché la popolazione si distribuisce normalmente, il campione è estratto casualmente, la varianza è ignota e n<30 si sceglie il test t di Student. Il numero di gradi di libertà è determinato dalla numerosità del campione meno 1: in questo caso nei 2 campioni ci sono (9-1)= 8 gradi di libertà.

Il test d'ipotesi che vogliamo verificare è il seguente:
$$H_0: \mu_0 = \mu_1$$
$$H_1: \mu_0 \neq \mu_1$$
dove l'indice 0 indica il momento della presa in carico e 1 il momento della rilevazione dopo la terapia.

Per valutare il test d'ipotesi è stato calcolato il *p-value* il quale esprime quanto sia plausibile che i dati osservati si ottengano essendo vera l'ipotesi nulla: un p-value grande esprime evidenza sperimentale a favore dell'ipotesi nulla, mentre un suo valore piccolo un'evidenza a favore dell'ipotesi alternativa. Esso è stato confrontato con un livello di significatività $\alpha = 0.05$.

Per il confronto delle modificazioni ottenute dal gruppo di studio rispetto a quelle ottenute dal gruppo di controllo, è stato invece effettuato un *t test a campioni indipendenti*. Esso va a calcolare se la media delle differenze dei punteggi ai test al tempo 0 e al tempo 1 per entrambi i gruppi siano o meno statisticamente significative

Si deve verificare il seguente test d'ipotesi:

$$H_0 : \mu_1 = \mu_2$$
$$H_1 : \mu_1 \neq \mu_2$$

Dove l'indice 1 rappresenta il controllo e il 2 rappresenta il caso.

4.4 RISULTATI

Tutti i 18 pazienti hanno portato a termine lo studio frequentando almeno il 75% delle sedute fisioterapiche ed effettuando la valutazione a T0 inizio ciclo e T1 fine ciclo.

- Il gruppo casi

VARIABILE	P-VALUE	ACCETTAZIONE DELL'IPOTESI
Time up and go test	0,024	H1
Four square step test	0,019	H1
Time Walking Test 5 m	0,466	H0
TWT 10 m	0,270	H0
TWT 20 m	0,099	H0
Percorso	0,021	H1
VAS	0,774	H0
* Newberg	0,670	H0
* MSQOL-54 salute fisica	0,417	H0
* MSQOL-54 salute mentale	0,218	H0

Tabella 1: verifica test di ipotesi casi T0 su T1

La tabella va interpretata nel modo seguente: quando la probabilità che la differenza riscontrata sia casuale ovvero il p-value < 0.05 si è in presenza di una indicazione contro l'H0 concludendo, con una probabilità di errore del 5%, che il trattamento ha determinato una variazione statisticamente significativa dei valori della variabile (accetto H1). Al contrario se il p-value > 0.05 allora accetteremo l'ipotesi H0 la quale afferma che non ci sono stati cambiamenti significativi tra prima e dopo la terapia.

In alcune variabili i punteggi sono espressi in modo tale che valori alti indicano compromissioni più serie rispetto a valori bassi, perciò se la terapia ha avuto effetto ci si aspetta di ottenere punteggi più bassi dopo il ciclo riabilitativo. In altri outcome come Newberg scale e MSQOL-54, nelle sue due componenti fisica e mentale, i valori alti indicano un avvicinamento al massimo punteggio raggiungibile; per queste variabili dunque ci si aspetta un innalzamento degli *score* a fine ciclo.

Per quanto riguarda gli ultimi tre outcome, i quali seguono un andamento crescente nei punteggi, il ragionamento da compiere è, dunque, esattamente al contrario. Si accetta l'ipotesi H0 affermando correttamente che non c'è stata una diminuzione dei valori registrati: più il valore del p-value si avvicina ad 1, unità, più c'è stato al contrario aumento dei valori e dunque miglioramento.

Per un'immediata visione dei cambiamenti tra T0 e T1 sono stati rappresentati i dati attraverso dei box-plot (allegato 3): essi sono grafici costituiti letteralmente da una scatola, i cui estremi sono il 1° ed il 3° quartile (Q1, Q3), divisa dalla mediana avente dei "baffi" in corrispondenza dei valori minimo e massimo dell'intervallo di accettabilità. Gli outliers (valori anomali) vengono evidenziati con dei puntini.

- Il gruppo controlli

VARIABILE	P-VALUE	ACCETTAZIONE DELL'IPOTESI
Time up and go test	0,0002	H1
Four square step test	0,028	H1
Time Walking Test 5 m	0,09	H0
TWT 10 m	0,300	H0
TWT 20 m	0,128	H0
Percorso	0,0124	H1
VAS	0,003	H1
* Newberg	0,998	H0
* MSQOL-54 salute fisica	0,9747	H0
* MSQOL-54 salute mentale	0,9692	H0

Tabella 2: verifica test di ipotesi controlli T0 su T1

All'allegato 4 sono presenti i box-plot dei risultati elaborati per il gruppo di controllo.

– Il gruppo casi versus controlli

VARIABILE	P-VALUE	ACCETTAZIONE DELL'IPOTESI
Time up and go test	0.1881	H0
Four square step test	0.5071	H0
Time Walking Test 5 m	0.2206	H0
TWT 10 m	0.4293	H0
TWT 20 m	0.3517	H0
Percorso	0.1586	H0
VAS	0.0052	H0
* Newberg	0.8818	H1
* MSQOL-54 salute fisica	0.9509	H1
* MSQOL-54 salute mentale	0.9805	H1

Tabella 3: verifica test di ipotesi su media differenza T0 T1 casi e media differenza T0 T1 controlli

Analizzando i dati raccolti nelle valutazioni iniziali e finali dei due gruppi considerati nello studio sono state calcolate le seguenti differenze di medie aritmetiche e sono state riprodotte graficamente con dei boxplot (allegato5).

VARIABILE	MEDIA CASI (media T1 casi - media T0 casi)	MEDIA CONTROLLI (media T1 controlli - media T0 controlli)
Time up and go test	-0.86	-1.26
Four square step test	-1.64	-1.62
Time Walking Test 5 m	-0.02	-0.27
TWT 10 m	-0.17	-0.28
TWT 20 m	-0.74	-1.17
Percorso	-8.09	-14.63
VAS	-0.61	-2.28
* Newberg	0.33	1.33
* MSQOL-54 salute fisica	-0.93	9.64
* MSQOL-54 salute mentale	-2.39	11.93

Tabella 4: differenza delle medie casi e controlli al T1 su T0

4.5 DISCUSSIONE

Per quanto riguarda il gruppo di studio, i risultati ottenuti dai casi dimostrano miglioramenti statisticamente significativi in tutti gli outcome escluso il Time Walking Test nelle sue tre variabili e la valutazione soggettiva dell'equilibrio tramite VAS. Anche per il gruppo di controllo, i risultati al TWT non hanno mostrato miglioramenti statisticamente significativi; per tutte le altre variabili, invece, il test statistico ha mostrato un miglioramento.

Nel confronto tra i gruppi, i risultati mostrano che gli effetti del trattamento nel gruppo di controllo sono maggiori rispetto al gruppo Wii® per tutte le variabili. La discrepanza maggiore si nota nei tempi del percorso e nella scala analogica. Il Four Square Step Test rimane invece pressoché stabile in termini di modificazioni per i due gruppi, anzi la media matematica segna un leggero incremento della modificazione nei casi. Al test statistico però l'accettazione per tutte le variabili dell'ipotesi H0 con media della modificazione maggiore o uguale nei controlli non
permette di stabilire la prevalenza statisticamente significativa di un gruppo su un altro. Ciò può essere dovuto al numero limitato di pazienti che non permette tramite l'elaborazione dei dati in modo indipendente di offrire una statistica valida.

Analizzando singolarmente gli outcome, la mancanza di miglioramenti al Time Walking Test può essere imputata alle diverse competenze che questo test sottende rispetto agli altri: esso non si focalizza prettamente nell'equilibrio dinamico della persona ma va ad analizzare la velocità propulsiva del cammino. A maggior ragione, l'aver scelto la forma breve del test e non nei parametri legati alla resistenza, lascia pensare come i dati rispecchino una mancanza di miglioramento nell'input del cammino, nella fase motrice della deambulazione.

Queste considerazioni si contrappongono tuttavia al miglioramento avuto da entrambi i gruppi di pazienti nel Time Up and Go test; anch'esso richiede maggior velocità per pochi metri di cammino. La diversità può forse essere determinata dall'inserimento della deambulazione in un gesto funzionale multitasking più complesso dell'alzarsi da una sedia. Ai pazienti non veniva inoltre imposto di alzarsi senza utilizzare la spinta degli arti superiori nei braccioli la quale può aver rappresentato un aiuto importante. In entrambi i test è presente un cambio di direzione da parte del paziente: questa variabile in quanto presente nei due outcome va considerata ma, come nei principi matematici, si neutralizza.

Per quanto riguarda in senso stretto le capacità di equilibrio dinamico dei pazienti, esse sono migliorate come evidenziato dai risultati al Four Square Step Test e dal percorso. Per quanto riguarda quest'ultimo, nell'elaborazione dei dati sono state assegnate delle penalità ponderate in termini di tempo per eventuali errori o sbandamenti avuti dai pazienti. Nonostante dunque questa valutazione non sia validata scientificamente, permette di dare valore ad un aspetto qualitativo nello svolgimento dell'attività richiesta non presente al contrario nel test dei quadrati. L'ampia differenza dei punteggi del gruppo di controllo rispetto ai pazienti dello studio permette inoltre di confermare le perplessità esplicitate all'inizio del lavoro di

studio. Un addestramento con Wii® permette solo in parte di trasportare eventuali miglioramenti del cammino nel contesto di vita quotidiana. Il percorso ha reso palesi difficoltà legate al contesto reale come il superamento di un ostacolo o la deambulazione su un terreno impervio.

La scala Newberg è migliorata nei punteggi di entrambi i gruppi. La staticità delle richieste di alcuni items e la complessità del gesto dinamico di altri permette che la scala rispecchi le competenze di entrambi i training. C'è da dire che la maggior parte dei pazienti registra un punteggio di partenza discretamente alto, come da criterio di inclusione, e dunque non c'è molto margine di miglioramento in termine di scores.

Infine, gli aspetti maggiormente qualitativi e soggettivi delle condizioni del paziente venivano analizzati complessivamente con MSQOL-54 e nello specifico dell'equilibrio con la VAS. Alla domanda appunto "Come giudicherebbe ad oggi il suo equilibrio durante la giornata", il gruppo dei casi non ha mostrato un miglioramento statisticamente significativo nelle risposte mentre per il gruppo di controllo tutti i punteggi hanno un cambiamento favorevole e statisticamente molto significativo. Questa diversità può ipoteticamente essere legata ad un aspetto più socio emotivo correlato al tipo di trattamento. Essendo anche il gruppo dei casi migliorato obiettivamente in termini di equilibrio ma non da un punto di vista di percezione soggettiva dello stesso, è possibile che l'aver utilizzato sempre il medesimo strumento e il medesimo protocollo di esercizi con Wii ® abbia emotivamente rappresentato uno stimolo diverso rispetto al trattamento tradizionale. Il rapporto individuale e personalizzato con il terapista, l'utilizzo di ausili e strumenti di volta in volta differenti, il continuo aggiornamento degli obiettivi e delle condotte terapeutiche presente nel trattamento fisioterapico assegnato al gruppo di controllo può in qualche modo aver determinato a livello percettivo uno stato maggiore di benessere. Non si deve comunque tralasciare la variabilità individuale interna ai due gruppi la quale rappresenta però un parametro non controllabile.

I punteggi all'MSQOL-54 rivelano un miglioramento statisticamente significativo in entrambi i gruppi e per entrambi i parametri, fisico e mentale. La specificità della scala usata per la SM, permette di avere un quadro realmente rappresentativo dello stato del paziente in quanto va ad indagare numerose sfere della quotidianità. Non è dato sapere se l'incremento del punteggio è dato da miglioramenti nell'equilibrio o se sia legato a qualsivoglia altro evento della vita del paziente nelle 7 settimane incluse nello studio. Sta di fatto che in media i pazienti a T1 hanno dato risposte al questionario maggiormente entusiasmanti rispetto a T0 non potendo comunque ricordare o vedere le risposte date nella valutazione precedente. È pur vero che, graficamente nei boxplot e nelle medie di confronto tra casi e controlli, si nota come per il gruppo dei casi i valori tendono maggiormente alla stabilità mentre per i controlli il miglioramento è sensibilmente più evidente. Il grafico mette in luce, inoltre, l'alta discrepanza tra il 1° e 3° quartile e la presenza di outliers che confermano l'alta variabilità legata alla soggettività del questionario.
C'è da dire infine che in termini di media, i valori assegnati al questionario da parte del gruppo di studio sono più bassi in entrambe le voci della scala di valutazione. Ciò conferma la letteratura scientifica[30] che afferma come le donne, a parità di condizioni cliniche con i maschi, assegnino un punteggio minore al profilo di salute dando maggior valore ai disturbi urinari e dell'umore che spesso le colpiscono. Nel gruppo

dei casi, coerentemente con quanto affermato, erano presenti sette femmine su nove candidati a differenza del gruppo di controllo che era più omogeneo.

Per quanto riguarda la discrepanza dei risultati inter-gruppi di lavoro si possono effettuare infine considerazioni riguardo le diverse modalità di equilibrio allenate nel training. Con l'utilizzo di Wii® i pazienti erano sollecitati solo in performance di tipo statico al contrario dell'altro campione di pazienti che includevano un training di tipo dinamico. Il miglioramento di entrambi i gruppi nei test conferma come queste due
componenti si sintetizzino in un'unica competenza di equilibrio del soggetto. A sua volta però, la modificazione maggiore ottenuta a T1 dai controlli svela un limite della strumentazione Wii® che si focalizza nel controllo del baricentro e dello spostamento del carico su situazioni statiche.

Per fare un esempio di due test dinamici, il Time Walking Test non ha portato a miglioramenti statisticamente significativi per entrambi i gruppi di pazienti. Analizzando singolarmente le medie si evidenzia però come per i casi i valori tendano a peggiorare mentre per i controlli siano pressoché stabili. Questo si conferma nel Time Up and Go test che migliora in entrambi i gruppi ma che nei controlli raggiunge un p-value notevolmente inferiore ad α con miglioramenti palesi.

Nell'interpretazione dei risultati si è tenuto conto della conservazione o meno di una sensibilità integra a livello della pianta dei piedi. È stato effettuata una sommaria valutazione della sensibilità pallestesica, con diapason, e tattile in quanto le sensazioni a livello del piede vanno ad influire sulla modulazione dell'appoggio dello stesso e quindi sull'equilibrio del soggetto. Ne è emerso come nel gruppo dei casi 6 pazienti su 9 abbiano avuto sensibilità pallestesica conservata e 7 su 9 sensibilità al tocco conservata; per il gruppo di controllo 4 pazienti su 9 avevano sensibilità pallestesica conservata mentre 8 su 9 sensibilità tattile integra. La sensibilità al tocco risulta dunque in prevalenza conservata e percentualmente omogenea in entrambi i gruppi. La sensibilità pallestesica è prevalentemente alterata nel gruppo di controllo.

SENSIBILITÀ PALLESTESICA	CONSERVATA	ALTERATA	SENSIBILITÀ TATTILE	CONSERVATA	ALTERATA
Casi	6	3	Casi	7	9
Controlli	4	5	Controlli	8	9

Nel gruppo di controllo, il rapporto diretto con il terapista ha permesso di modulare attività ed obbiettivi terapeutici anche in relazione alla sensibilità. Nel gruppo di studio di nostro interesse è stato invece calcolata la differenza dei punteggi T0 e T1 ai diversi outcome concludendo che la modificazione ottenuta dai pazienti con sensibilità, pallestesica o tattile, alterata sono del tutto paragonabili agli altri casi con sensibilità integra. Appare dunque dai dati soggetto per soggetto come la mancanza totale o in parte della sensibilità alla pianta del piede non sia un vincolo determinante
all'utilizzo della pedana Wii® Balance Board e dei suoi esercizi.

4.6 LIMITI DELLO STUDIO

Il campione esiguo di pazienti rappresenta il primo limite dello studio non permettendo di fornire dati di importante rilevanza statistica. Ad esso si associa la necessità di rivalutare i pazienti ad un follow up più lungo per vedere se eventuali miglioramenti si sono o meno mantenuti nel tempo.

Alcune delle variabili da prendere in considerazione sono legate alla temperatura atmosferica; l'incidenza negativa dell'alta pressione sul soggetto con SM può avere influenzato i risultati attesi. Dato il periodo inevitabilmente caldo in cui è stato svolto lo studio, si è tentato di aggirare quest'ostacolo invitando il paziente che giungeva per la seduta ad entrare anticipatamente in palestra condizionata ed acclimatarsi prima del trattamento.

C'è da dire che la stagione afosa è stata vincolante solo le prime due settimane circa dell'esperienza; successivamente il clima è stato mite e non ha rappresentato un ostacolo invalicabile.

Un'altra variabile da tenere in considerazione era la condizione del paziente al momento del trattamento. La stanchezza derivante da una giornata di lavoro o l'energia potenziale al mattino presto sono sfumature che in un soggetto malato creano differenza. Purtroppo la necessità d'intrecciare impegni di lavoro e orari del servizio ha creato una tabella oraria il più possibile adatta a tutti ma pur sempre con dei limiti inevitabili.

L'andamento della patologia è ovviamente una variabile non controllabile; per fortuna nessun paziente ha dovuto sospendere il trattamento a causa di ricadute e acutizzazioni della malattia.

Per quanto riguarda lo svolgimento del trattamento in senso stretto, un limite è stata l'aridità del protocollo con Wii®. L'impressione dei pazienti reclutati e i dati emersi nelle scale qualitative, confermano come il rapporto con il terapista e la possibilità di esprimere i propri dubbi o sentimenti vada ad influire nell'adesione al trattamento e nei risultati. La disparità da un punto di vista emotivo dei due trattamenti sperimentati è emersa durante tutto il training determinando un limite importante della progettazione dello studio.

CONCLUSIONE

I disturbi dell'equilibrio rappresentano un notevole disturbo per il soggetto affetto da Sclerosi Multipla che si traducono spesso in limitazioni nella vita quotidiana e in attività funzionali come il cammino.

Al termine dello studio eseguito nella sede riabilitativa AISM provinciale di Vicenza, la progressione dei risultati per lo più statisticamente significativa all'interno del gruppo di studio, afferma la validità della Wii® Balance Board in termini riabilitativi.

Il **TUG, Four Square Step Test, Newberg scale e MSQOL-54** presentano un **p-value<0.05** determinando una validità statistica dei miglioramenti.

Anche per il gruppo di controllo gli outcome sopra citati assumono valori statisticamente significativi ai quali si aggiunge la valutazione tramite scala analogica *VAS* dell'equilibrio (*p-value 0.003*) altamente significativa.

Nel confronto tra i campioni, le modificazioni maggiori si registrano in termini di medie nel gruppo dei controlli con variazioni notevoli nel percorso, nel TUG, nella VAS e nella MSQOL-54.

Da ciò si deduce in primo luogo come un trattamento fisioterapico tradizionale abbia effetti maggiori rispetto ad un trattamento con Wii® in competenze di tipo dinamico come nel percorso di cammino (casi: -8.09 secondi, controlli: -14.63 secondi).

In secondo luogo l'alta discrepanza dei valori agli outcome qualitativi, ad esempio MSQOL-54 con un aumento di 11.93 punti nei controlli ed un peggioramento di -2.93 punti nei casi, rivela il minor impatto qualitativo del protocollo con Wii® nel soggetto malato.

La scarsa trasferibilità dei miglioramenti fisici agli aspetti qualitativi della modifica della vita quotidiana del soggetto diventa quindi un limite del protocollo Wii®, rigido nelle modalità di esecuzione del trattamento e non adattabile alle diverse variabili che caratterizzano la quotidianità dei pazienti. È sicuramente da promuovere, ad ogni modo, un utilizzo domestico e familiare del software, dando credito ai reali miglioramenti delle capacità di equilibrio verificati nello studio e a tutta quella serie di vantaggi legati alla facile accessibilità della realtà virtuale analizzati all'inizio di questo lavoro di studio.

Sebbene dunque rispetto ad un trattamento riabilitativo classico focalizzato sull'equilibrio Wii® permetta miglioramenti limitati, l'utilizzo dei "giochi di equilibrio" non risulta una perdita di tempo legata ad ottenere punteggi fine a se stessi ma si traduce in miglioramenti reali delle abilità funzionali del paziente.

Per concludere dunque, il trattamento fisioterapico può fare uso della realtà virtuale ma probabilmente la soluzione ottimale potrebbe posizionarsi ad un livello intermedio con, una volta effettuata la valutazione di dove si localizzano i maggiori deficit di ogni paziente, l'integrazione di entrambe le tipologie di trattamento analizzate in un programma personalizzato e variabile. Il trattamento individuale tradizionale potrebbe integrare con esercizi più dinamici il protocollo di Wii® aumentando inoltre la percezione da parte del paziente del proprio miglioramento.

Risulta necessario ampliare il campione di pazienti per dare maggiore potenza statistica allo studio. Sarebbe inoltre opportuno avviare nuovi studi per indagare maggiormente le potenzialità dello strumento Wii® ricercando una valida strategia terapeutica per migliorare in modo globale l'aspetto bio-psico-sociale dell'individuo.

Compito del terapista è prendersi carico della Persona e non dei soli deficit quantificabili. È fondamentale dunque riuscire a trovare un approccio riabilitativo integrato che permetta la modificazione oltre che dei parametri di equilibrio anche della percezione soggettiva che il soggetto ha di sé e della sua immagine di persona malata.

ALLEGATI

- Allegato 1

Qui di seguito si riportano le matrici dei dati raccolti nel gruppo di pazienti casi e controlli nei diversi outcome rispettivamente a T0 e T1.

Soggetti	GRUPPO	TIME UP AND GO TEST	FOUR SQUARE STEP TEST	TWT 5 m	TWT 10 m	TWT 20 m	NEWBERG	PERCORSO	VAS	SALUTE FISICA	SALUTE MENTALE
A	caso	7,96	9,72	4,46	10,3	20,24	36	63,58	5	69,12	80,69
B	caso	7,6	9,95	3,87	7,18	16,96	39	49,97	0	98,67	100
C	caso	7,06	8,02	4,08	8,49	15,44	36	52,56	0	45,7	71,52
D	caso	10,41	14,93	4,99	9,94	20,56	39	83,18	6,5	48,56	67,46
E	caso	6,88	11,59	3,48	10,16	21,33	34	84,1	8,5	62,06	76,28
F	caso	7,84	10,01	5,46	12,3	25,23	38	90,55	3	38,14	36,39
G	caso	7,07	8,48	4,34	8,67	17,54	40	47,68	1	67,72	71,72
H	caso	6,63	8,1	3,44	7,38	14,72	40	54,99	2,5	79,32	80
I	caso	8,27	10,29	3,5	8,17	18,51	37	78	5,5	51,37	44,51
L	controllo	9,87	11,5	3,86	7,56	17,95	38	66,53	5	64,19	74,69
M	controllo	7,32	8,52	3,42	6,72	16,58	38	50,1	5,5	75,33	60,65
N	controllo	7,72	9,84	3,82	8,34	17,12	39	66,17	2	61,52	81
O	controllo	8,09	12,94	4,04	9,09	17,89	38	78,57	5,5	72,29	82,66
P	controllo	6,68	8,45	3,56	7,86	15,26	39	57,36	4,5	69,35	69,85
Q	controllo	8,87	8,41	4,61	9,81	19,74	40	67,44	3,5	56,36	46,5
R	controllo	10,71	11,23	6,54	13,63	29,25	35	116,4	8	50,3	44,55
S	controllo	7,99	11,21	3,92	8,95	17,82	38	85,21	2,5	47,02	49,28
T	controllo	8,4	9,26	6,01	13	26,03	35	89	8	70,11	85,44

Soggetti	GRUPPO	TIME UP AND GO TEST	FOUR SQUARE STEP TEST	TWT 5 m	TWT 10 m	TWT 20 m	NEWBERG	PERCORSO	VAS	SALUTE FISICA	SALUTE MENTALE
A	caso	6,8	8,14	4,16	9,37	18,4	40	60,03	2,5	75,26	85,7
B	caso	5,96	6,91	2,97	6,74	13,86	40	46,76	0	100	85,75
C	caso	6,29	7,42	3,27	7,56	15,42	38	50,66	3	66,27	64,49
D	caso	7,13	9,7	4,43	9,88	19,77	40	64,1	4	55,46	67,31
E	caso	6,27	7,84	4,56	9,63	19,37	30	58,35	7,5	54,45	79,07
F	caso	8,22	10,77	5,28	11,37	23,2	38	73,35	4,5	46,64	46,84
G	caso	6,94	7,63	4,18	8,94	18,26	40	51,06	4,5	56,8	65,27
H	caso	6,91	8,52	3,93	8,02	16,47	40	56,54	5,5	58,4	66,35
I	caso	7,41	9,43	4,64	9,54	19,07	36	70,92	6	39,02	46,26
L	controllo	8,55	8,98	4,3	9,56	19,64	40	65,73	2,5	85,03	92,03
M	controllo	5,41	7,1	3,2	7,8	15,59	40	36,04	2,5	85,86	84,55
N	controllo	7,62	10,06	4,57	9,96	20,1	40	59,9	3	42,48	72,98
O	controllo	6,77	7,06	3,97	8,9	18,33	40	58,25	2,5	81,09	84,41
P	controllo	4,91	6,93	3,27	7,18	14,17	40	57,47	3	80,11	79,13
Q	controllo	7,89	8,63	3,81	8,56	16,92	40	55,03	1,5	80,76	89,69
R	controllo	8,67	10,44	5,46	11,2	22,32	38	75,71	7	52,48	67,8
S	controllo	6,37	7,32	3,27	7,58	15,11	38	46,59	0	61,68	44,86
T	controllo	8,09	10,27	5,45	11,74	24,9	36	90,4	2	83,72	86,51

- Allegato 2

    Qqplot della distribuzione normale dei dati

    Gruppo Casi al tempo 0

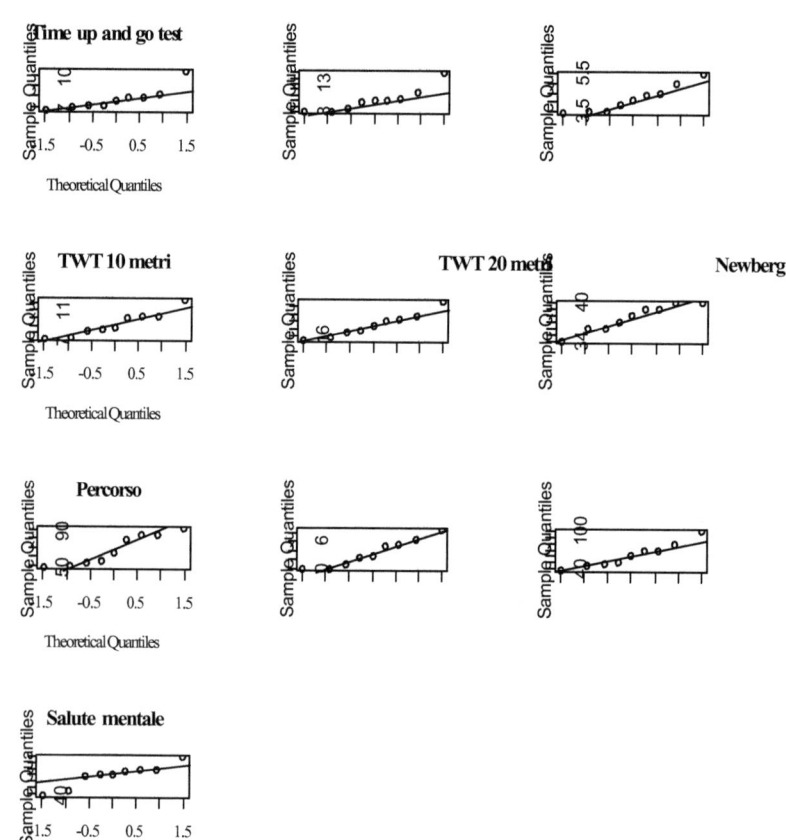

Gruppo Casi al tempo 1

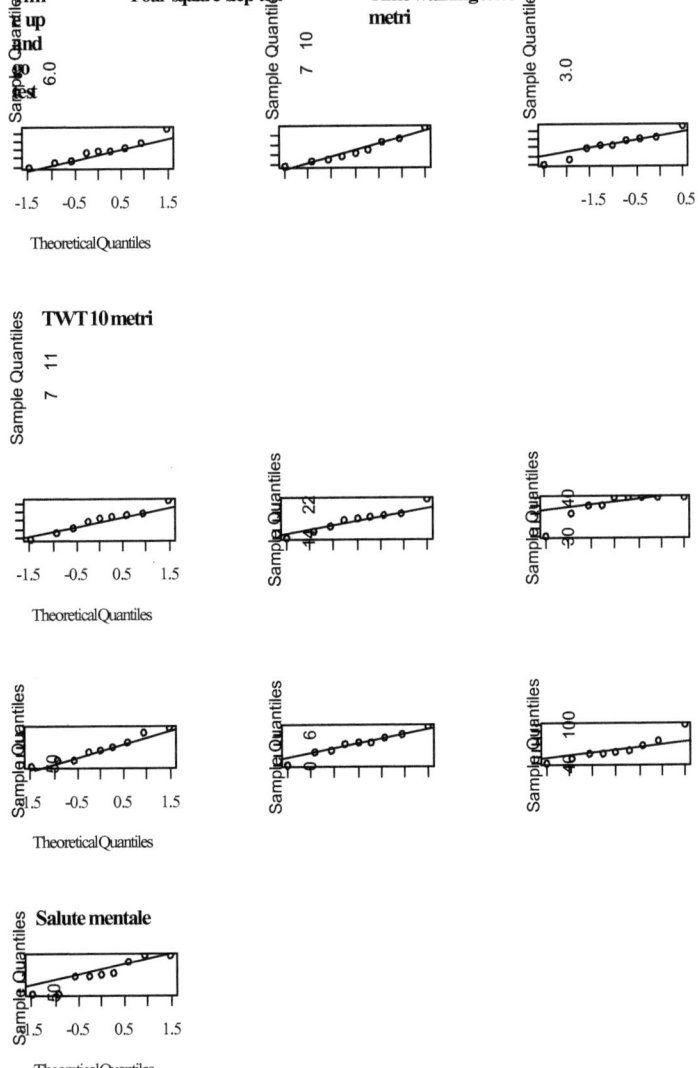

Gruppo Controlli al tempo 0

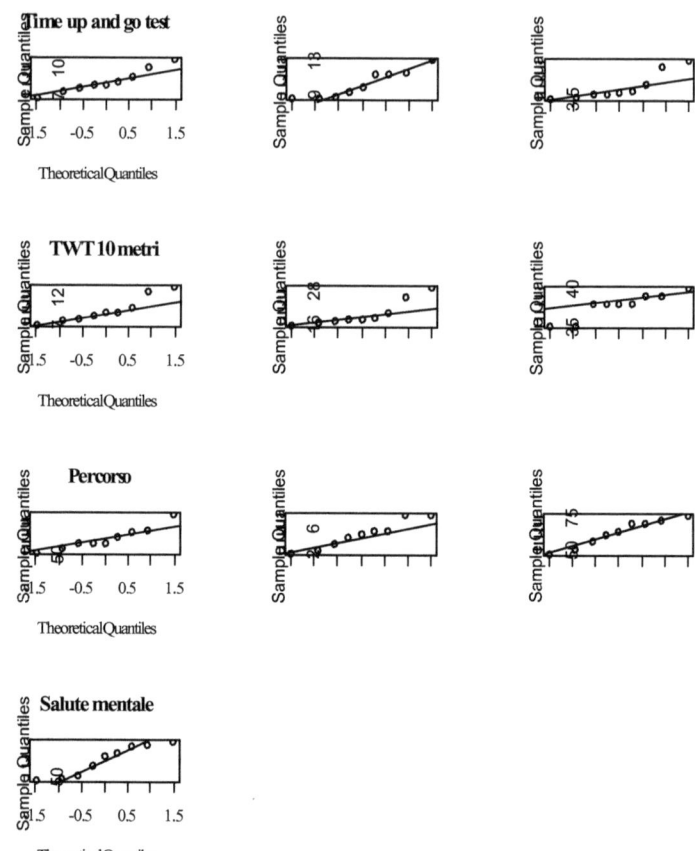

Gruppo controlli al tempo 1

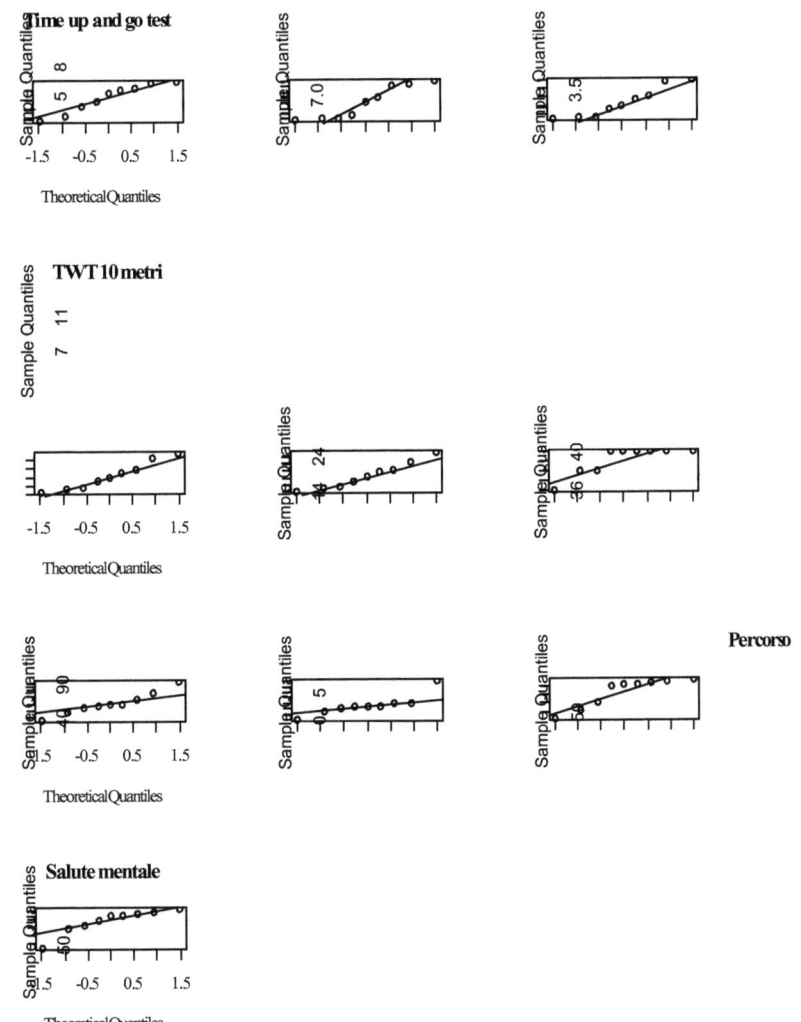

- Allegato 3

Boxplot Casi al tempo 0 e al tempo 1

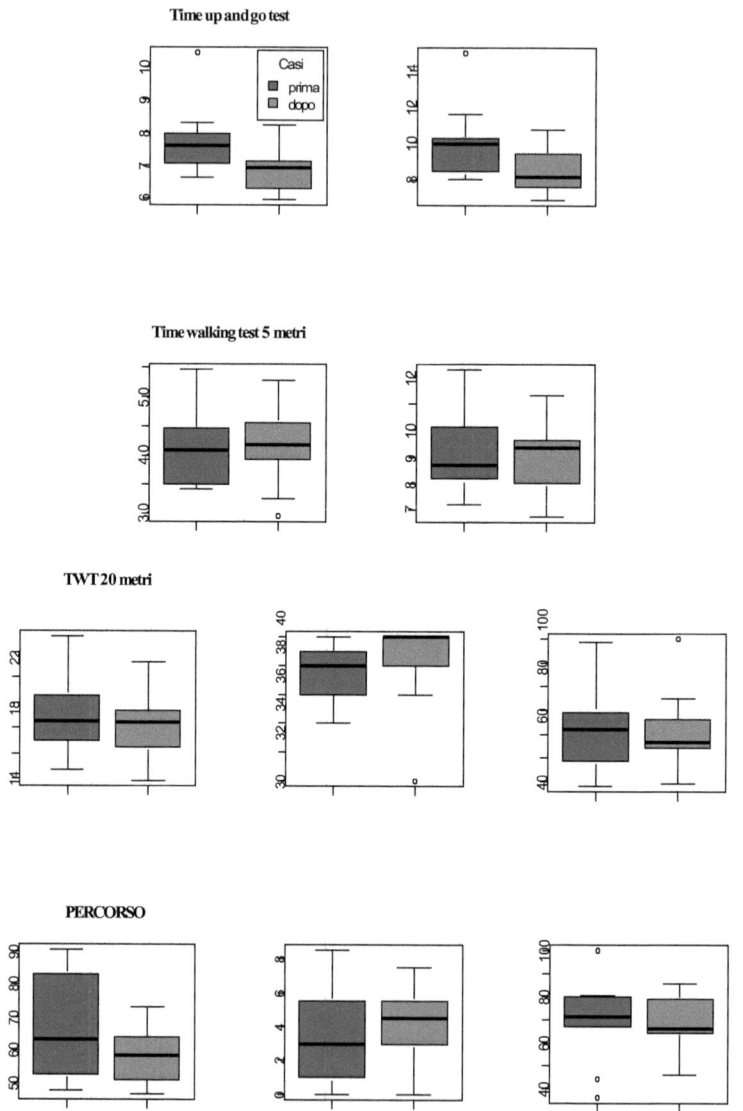

- Allegato 4

Boxplot Controlli al tempo 0 e al tempo 1

Time up and go test

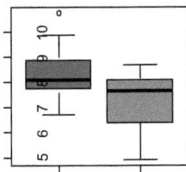 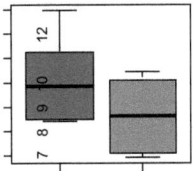

Time walking test 5 metri

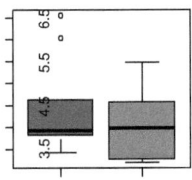 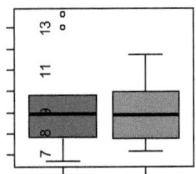

TWT 20 metri

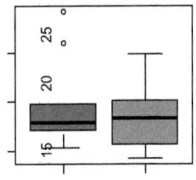 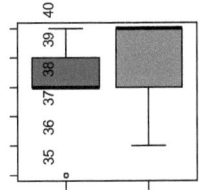 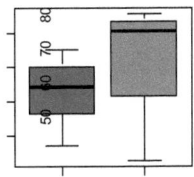

PERCORSO

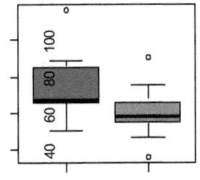 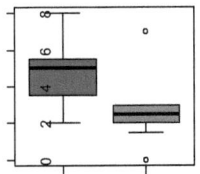 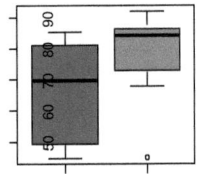

- <u>Allegato 5</u>

Boxplot differenza Casi e Controlli tra tempo 0 e tempo 1

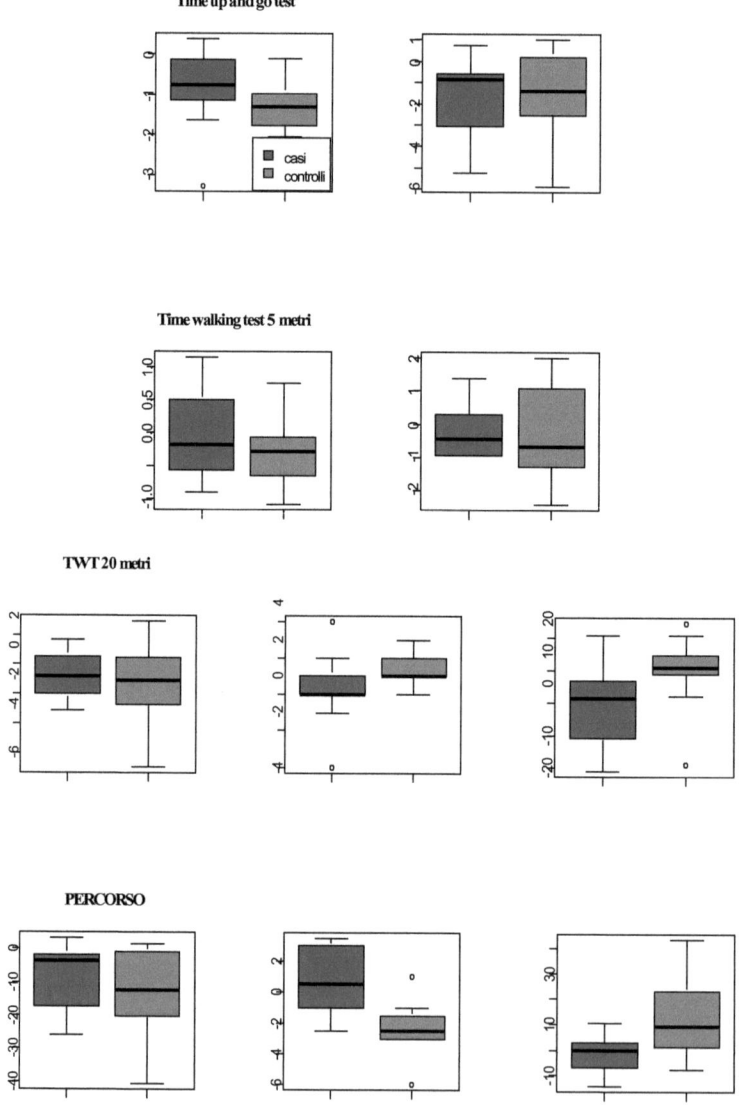

- Allegato 6

Le scale di valutazione utilizzate nello studio.

VAS

COME GIUDICHEREBBE, AD OGGI, IL SUO EQUILIBRIO DURANTE LA GIORNATA?

Porga una "X" sulla linea nera nella posizione che descrive meglio le Sue condizioni

Data

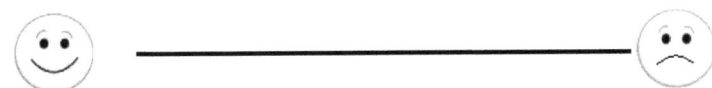

PERCORSO

Data
Tempo di percorrenza:

	SBANDAMENTI	ERRORI
discesa		
Salita		
Cambi di direzione		
Cerchi		
Ostacoli		
Camminata in tandem		
Materassi		
Slalom cinesini		

NEWBERG

TIME WALKING TEST TIME

UP AND GO TEST FOUR

SQUARE STEP TEST MSQOL-54

Tutte le scale validate sono reperibili ai seguenti link o negli articoli scientific citati in bibliografia.

http://www.physio-pedia.com http://www.rehabmeasures.org

BIBLIOGRAFIA

[1] Polman CH, Reingold SC, Banwell B et al. Diagnostic criteria for multiple sclerosis:2010 revision to the McDonald criteria. Annals of Neurology 2011;69:292-302

[2] Confavreux C, Vukusic S, Moreau T, Adeleine P. Relapses and progression of disability in multiple sclerosis. The New England journal of medicine 2000;343:1430-1438

[3] Rizzo MA, Hadjimichael OC, Preiningerova J, Vollmer TL. Prevalence and treatment of spasticity reported by multiple sclerosis patients. Multiple Sclerosis 2004;10:589-595

[4] Prosperini L, Leonardi L, De Carli P, Mannocchi ML et al Visuo-proprioceptive training reduces risk of falls in patients with multiple sclerosis. Multiple Sclerosis 2010;16(4):491-499

[5] Krishnana V, Kanekar N, Aruin AS Anticipatory postural adjustments in individuals with multiple sclerosis. Neuroscience Letters 2012;506:256-260

[6] Cameron M, Lord S Postural control in Multiple sclerosis: implication for fall prevention. Current Neurology and Neuroscience Reports 2010;10:407-412

[7] Cameron M, Horakk F, Herndon R, Bourdette D Imbalance in Multiple Sclerosis; a result of slowed spinal somatosensory conduction. Somatosensory and Motor Research 2008;25(2):113-122

[8] Cattaneo D, Regola A, Meotti M Validity of six balance disorders scale in person with multiple sclerosis. Disability and Rehabilitation 2006;28(12):789-795

[9] Citaker S, Gunduz AG, Guclu MB, Nazliel B et al Relationship between foot sensation and standing balance in patients with Multiple sclerosis. Gait and Posture 2011;34:275-278

[10] Kelleher KJ, Spence W, Solomonidis S, Apatsidis D. Ambulatory rehabilitation in multiple sclerosis. Disability and rehabilitation 2009;31(20):1625-1632

[11] Sosnoff J, Shin S, Motl RW. Multiple sclerosis and postural control: the role of spasticity. Archives of Physical Medicine and Rehabilitation 2010;91:93-99

[12] Burina A, Sinanovic O, Smajlovic D, Vidovic M et al Some aspects of balance disorder in patients with Multiple Sclerosis. Bosnian journal of basic medical science 2008;8(1):80-85

[13] Coote S, Garrett M, Hogan N, Larkin A et al Getting the balance right: a randomized controlled trial of physiotherapy and exercise intervention for ambulatory people with Multiple Sclerosis. BMC Neurology 2009;9:34

[14] Hebert JR, Corboy JR, Manago M, Schenkman M Effects of vestibular rehabilitation on Multiple Sclerosis-Related fatigue and Upright postural control: a randomized controlled trial. Physical therapy 2011;91(8):1166-1183

[15] Wildener GL, Allen D, Gibson-Horn C. Randomized Clinical Trial of Balance-Based Torso Weighting for improving Upright mobility in people with Multiple Sclerosis. Neurorehabilitation and Neural Repair 2009;23(8):784-791

[16] Smedal T, Lygren H, Myhr K, Moe-Nilssen R et al Balance and gait improbe in patients with MS after physiotherapy based on the Bobath concept. Physiotherapy research international 2006;11(2):104-116

[17] Garrett M, Coote S. Multiple sclerosis and exercise in people with minimal gait impairment-a review. Physical therapy review 2009;14(3):169-180

[18] Michalski A, Glazebrook C.M, Martin A.J, Wong W.W.N. et al Assessment of the postural control strategies used to play Wii Fit videogames. Gait and posture 2012;36:449-453

[19] Clark RA, Bryant AL, Pua Y, McCrory P et al Validity and Reliability of the Nintendo Wii Balance Board for assessment of standing balance. Gait and Posture 2010;31(3):307-310

[20] Clark AC, McGough R, Paterson K Reliability of a inexpensive and portable dynamic weight bearing asymmetry assessment system incorporating dual Nintendo Wii Balance Boards. Gait and Posture 2011;34:288-291

[21] Yang YR, Tsai MP, Chuang TY, Sung WH et al Virtual reality-based training improves community ambulation in individual with stroke: a randomized control trial. Gait and Posture 2008; 28:201-206

[22] Plow M, Finlayson M Potential Benefits of Nintendo Wii Fit among people with multiple sclerosis. International journal of MS care 2011;13:21-30

[23] Nilsagard YE, Forsberg AS, von Koch L Balance exercise for persons with multiple sclerosis using Wii games: a rondomised, controlled multi-centre study. Multiple Sclerosis Journal 2012;0(0):1-8

[24] Tesio L, Perucca L, Franchignoni FP, Battaglia MA A short measure of balance in multiple sclerosis: validation through Rasch analysis. Functional Neurology 1997;12:255-265

[25] Nilsagard Y, Lundholm C, Gunnarsson LG, Denison E. Clinical relevance using timed walk tests and "time un and go" testing in persons with Multiple Sclerosis. Physiotherapy Research International 2007;12(2):105-114

[26] Vickrey BG, Hays RD, Harooni R et al. A health-related quality of life measure for multiple sclerosis. Qual Life Res 1995;4:187-20

[27] Solari A, Filippini G, Mendozzi L et al. Validation of Italian multiple sclerosis quality of life 54 questionnaire. Neurol Neurosurg Psychiatry 1999;67:158-162

[28] Amato MP, Ponziani G, Rossi F, Liedl CL et al. Quality of life in multiple sclerosis: the impact of depression, fatigue and disability. Multiple sclerosis 2001;7:340-344

[29] Huisinga J.M, Filipi M.L, Stergiou N Supervised resistance training results in changes in postural control in patients with Multiple Sclerosis. Motor control 2012;16:50-63

[30] Opara JA, Jaracz K, Brola W. Quality of life in multiple sclerosis. Journal of Medicine and Life 2010;3(4):352-358

[31] Purves D, Augustine GJ,Fitzpatrick D, Hall WC et al "Neuroscienze", 3th edizione, Zanichelli 2009; 308-326;383-394;429-446

[32] Canal N, Ghezzi A, Zaffaroni M, Zibetti A. SM: attualità e prospettive, Masson 2001;97-105:399-426:452-461

[33] C.L. Cazzullo, A. Ghezzi, M.Zaffaroni, A.Zibetti "SM. Aspetti eziopatogenici e clinici", ed Masson,1993

[34] Mancardi GL Malattie demielinizzanti in: Kandel E.R, Schwartz J. H, Jessell T.M. "Principi di Neuroscienze";3th edizione, CEA, 2003

[35] Loeb C, Favale E "Neurologia di Fazio-Loeb", 5th edizione, Società Editrice Universo, 2003

[35] www.nintendo.it

[36] www.aism.it

Ringrazio sinceramente il direttivo e tutti i terapisti del centro AISM per avermi accolta nel gruppo di riabilitazione con consigli e grande disponibilità coadiuvando così la realizzazione di questo studio.

E infine, ma non da ultimo, ringrazio la mia famiglia per essere stata un sostegno irrinunciabile dal primo giorno del percorso di studi fino a questo traguardo.

Arianna

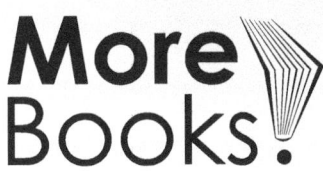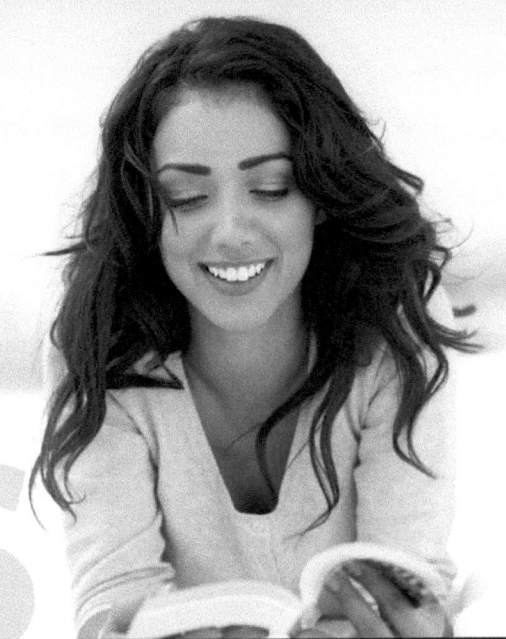

I want morebooks!

Compra i tuoi libri rapidamente e direttamente da internet, in una delle librerie on-line cresciuta più velocemente nel mondo! Produzione che garantisce la tutela dell'ambiente grazie all'uso della tecnologia di "stampa a domanda".

Compra i tuoi libri on-line su
www.get-morebooks.com

Buy your books fast and straightforward online - at one of the world's fastest growing online book stores! Environmentally sound due to Print-on-Demand technologies.

Buy your books online at
www.get-morebooks.com

OmniScriptum Marketing DEU GmbH
Heinrich-Böcking-Str. 6-8
D - 66121 Saarbrücken

Telefax: +49 681 93 81 567-9

info@omniscriptum.de
www.omniscriptum.de

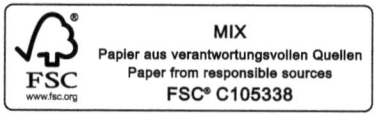

Printed by Books on Demand GmbH, Norderstedt / Germany